ADHD・ASD

もしかして発達障害？

「うまくいかない」がラクになる

著　司馬理英子
マンガ　都会

SHUFUNOTOMOSHA

他の人と自分は違う
どうしてだろう
この生きづらさ……

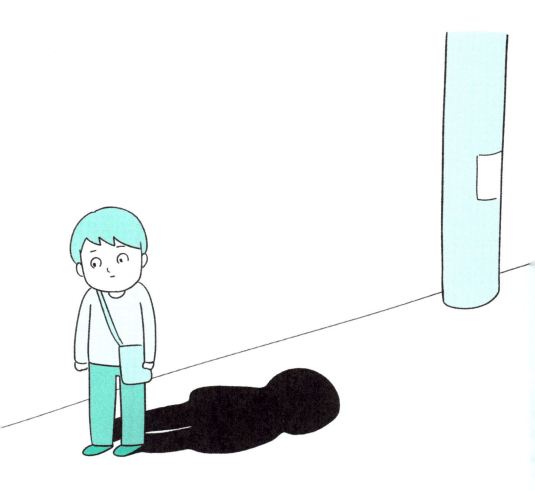

ADHD

時間どおりに着いたのに、誰も来ない！

LINEをよく読み直したら
日にちが変更になっていた!!
またやってしまった。

「うっかり」はADHDの不注意かも……………P56

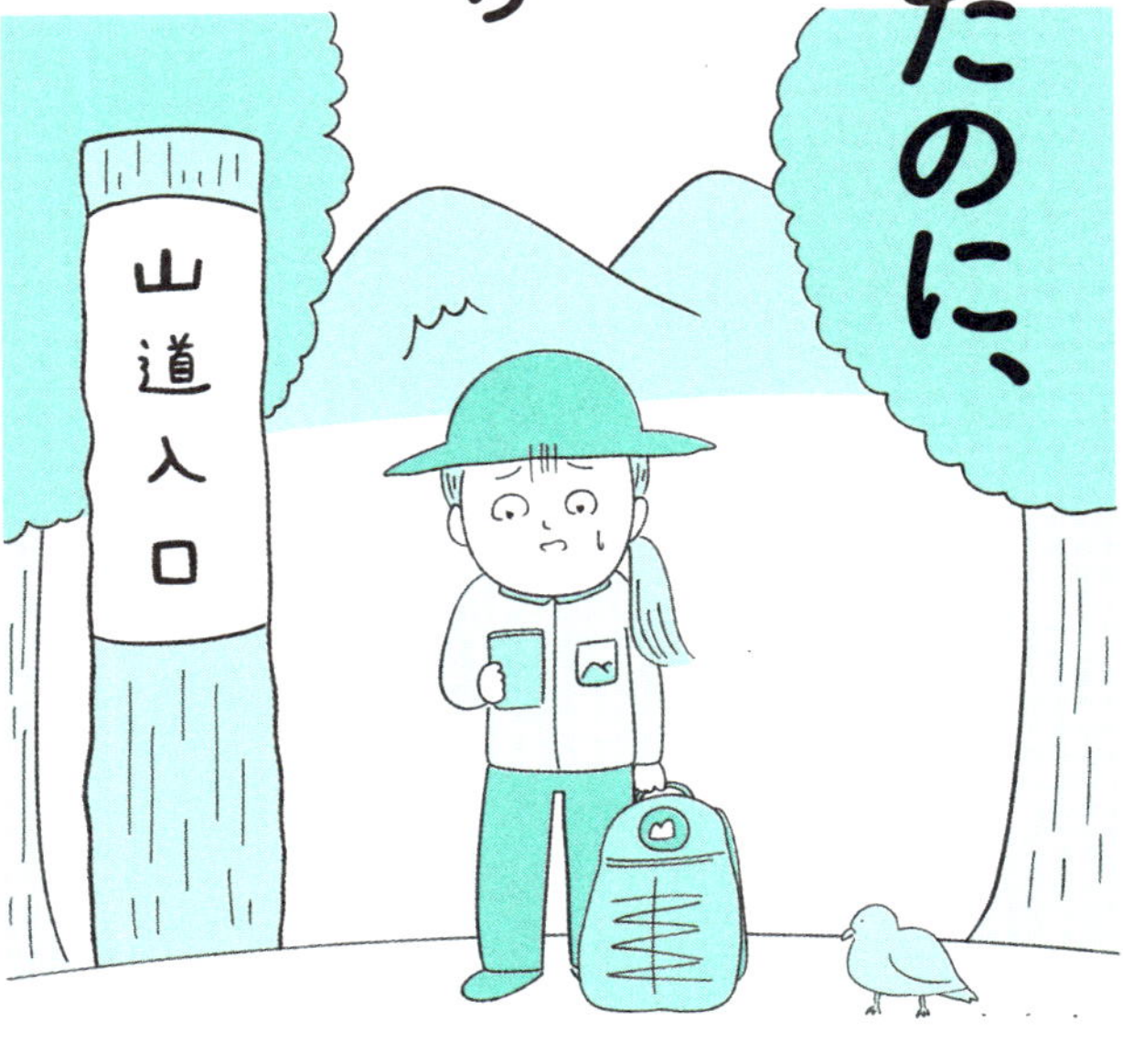

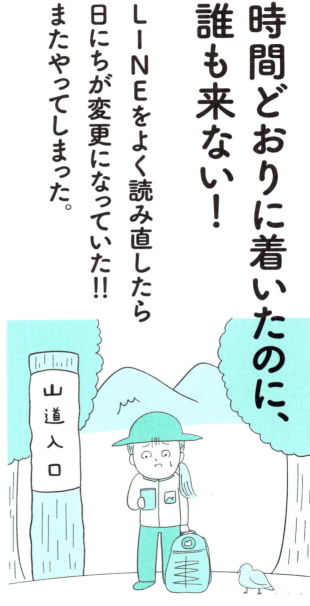

めんどうな仕事をついついあと回し。
ギリギリにあせって始めたけれど、
今度は書類が見つからない。

仕事ができないって、
オレのことなのか。

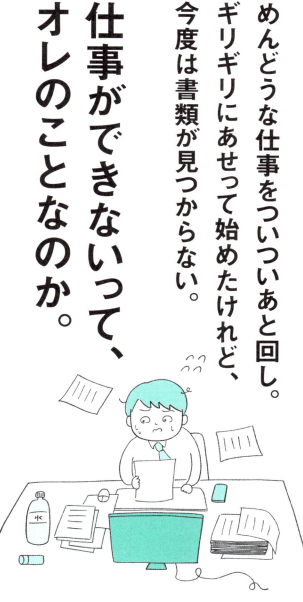

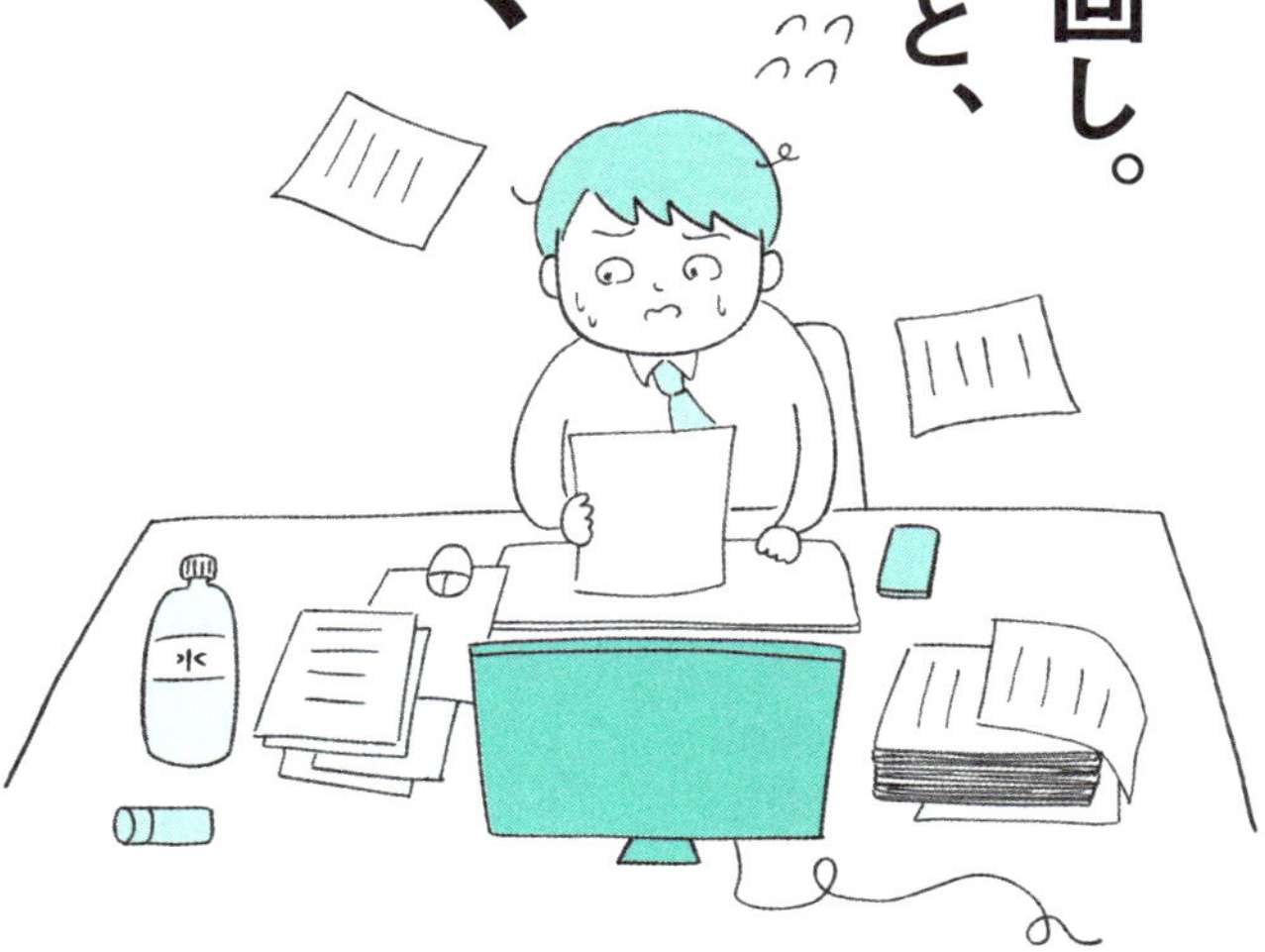

「あと回しグセ」はＡＤＨＤの人によくあります……P69

ママ友がいない。

仲よくなりたくて、
一生懸命話しかけるのに、
なぜだか相手が
スーッと引いてしまう。

ASD傾向の人は一方的な会話をしてしまいがちです…P106

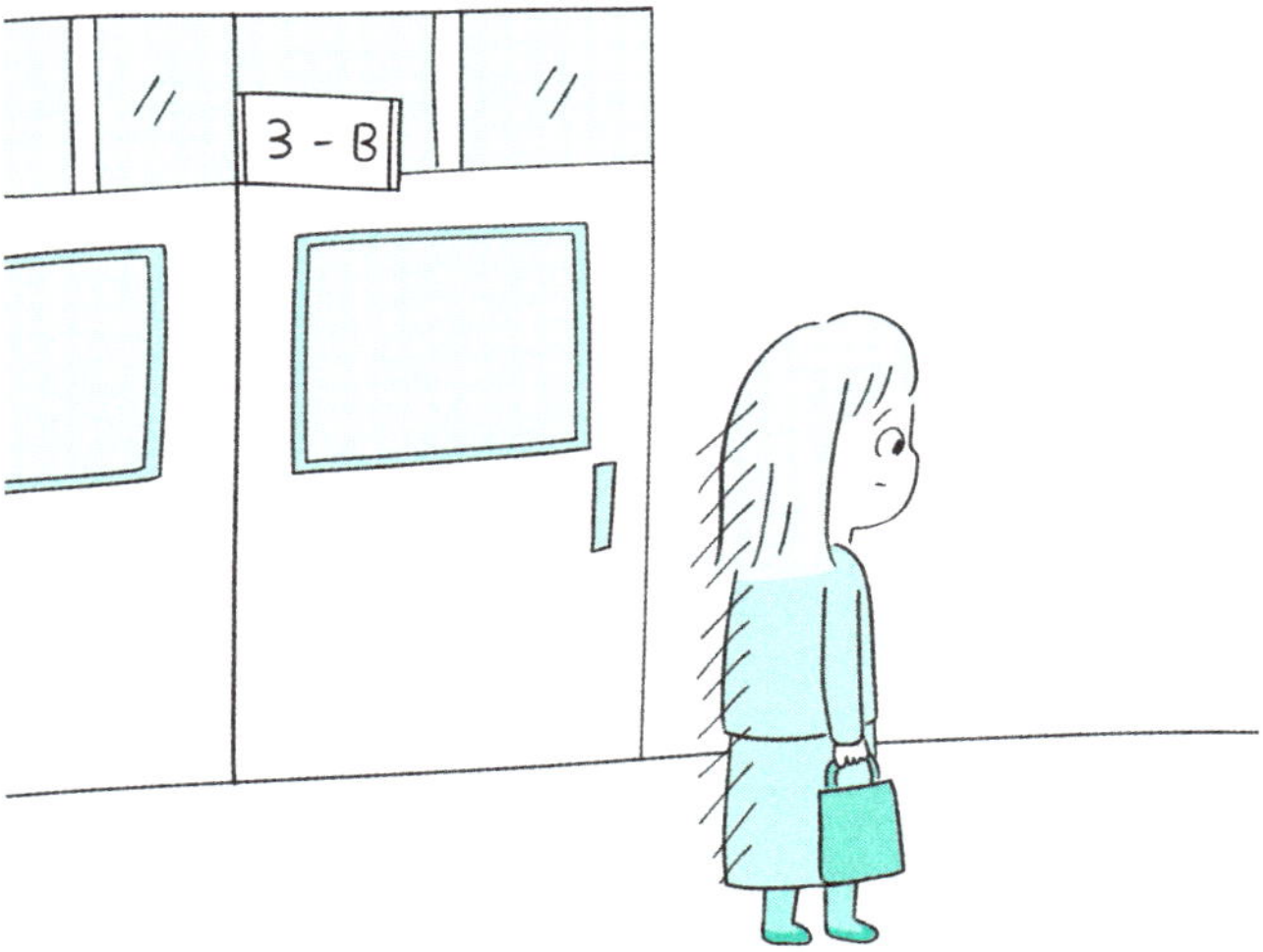

ASD

当てられませんように

それだけを祈ってる。けれど、
そうはいかない。当てられる。

しどろもどろ
みんなが笑っている……。

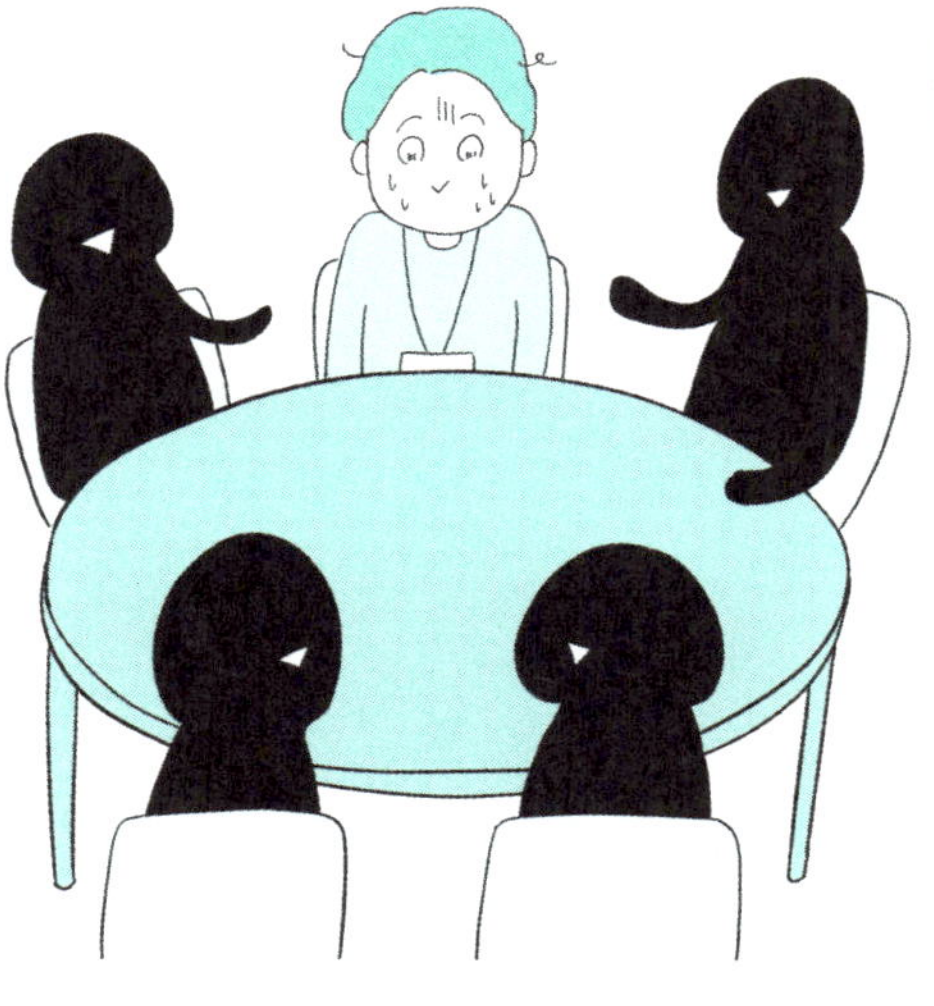

ＡＳＤの傾向により、集団での会話が苦手な人がいます……

P110

それは
もしかしたら
発達障害
かもしれません

発達障害は実は脳の機能のアンバランス。
生まれつきの「クセ」といってもいいかもしれません。
「脳のクセ」によって生活に困り事や悩みが起きているのです。

発達障害の人は能力が低いわけでも
性格や人間性に問題があるのでもありません。

「クセ」を理解して、上手につきあっていけば、
困り事を減らすことができるはずです。

［目次］CONTENTS

PART 1

もしかしてADHD? シーン別対処法

PART 2

もしかしてASD？ シーン別対処法

はじめに

この本を手にとってくださったかたは、子どものころから、学校生活での困り事が多く、周囲とうまくなじめない感覚をもってきたのではないでしょうか。大人になった今も、落ち着きがない人、癖の強い人などと思われて、周りに敬遠されがちかもしれません。遅刻、忘れ物が多い、仕事がうまく回らない、人とのコミュニケーションがうまくとれないなど、暮らしの中の困り事を抱えていらっしゃいませんか。

そんなふうに思いながら、ひょっとして生きづらさの原因は、ＡＤＨＤやＡＳＤなどの『もしかして発達障害？』、そう考えてこの本を手にとっていらっしゃるのではないでしょうか。この本では、ＡＤＨＤやＡＳＤの症状をお伝えしながら、それぞれの症状を、

・誰にでもあるレベル　★
・ちょっと目立つかな　★★
・これは発達障害の傾向があるかな　★★★
・気をつけないと困ったことが続きそう　★★★★
・けっこう大変な状況　★★★★★

という5段階の★印に分けて表示してみました。発達障害の症状は誰にでもあるよね、というものから診断がつけられるレベルまで広がりをもっています。

星の数が少なめであれば、本書に書かれたうまくいくためのアイディアをまず試してみてください。それでかなり手ごたえがあると思います。★が3〜4個の項目があるようなら、あと2冊くらいADHDやASDの対策が書かれた本を読んでみてください。「なるほど」とさらに納得でき、あなたの抱える課題が解決しやすくなると思います。いろいろためしたけれどうまくいかない、あるいはどうすればいいのかわからないという方は、もう少しサポートが必要なのかもしれません。★が4〜5個つく項目が多いようなら、医療機関の受診を検討してみてもいいでしょう。

　どうして自分は困っているのか、あるいはあなたの家族や同僚はなにがうまくいかないのかがわかると、ではどうすればいいのかを考えることができます。発達障害について正しく知ることは、日々の困り事、悩みを解決するためのスタート地点に立つことです。それぞれの発達障害には有効な対応方法、周りからの支援の手段も確立されています。そうした知識は目的地までのナビゲーションを手に入れることです。発達障害の人の特性は、視点を変えるとその人ならではの強みであることも多いものです。

　あなたらしさを大切に、日々の暮らしが過ごしやすくなり、人生を楽しんでほしい。そのことを願っています。

司馬クリニック　院長　司馬理英子

発達障害とはどんな状態のことなのか

発達障害が日本で知られるようになったのは、20年ほど前からです。それまで、落ち着きがなく衝動的だったり、人とうまく関われなかったりするのは、しつけや教育、あるいは本人の性格の問題とされることがほとんどでした。しかし研究が進むにつれて、生まれつきの脳の機能特性により生きづらく感じる人がいることがわかってきました。発達障害の人は脳に集まった情報を整理・選択し、適切な行動につなげるのが苦手です。はっきりとした原因はわかっていませんが、脳の一部の働きが弱かったり、役割がかみ合っていないからではないか、と考えられています。

発達障害が子ども時代にわかることもありますが、違和感を抱いたまま大人になる人もいます。知的な発達に大きな問題がなければ、周囲も「少し変わった子」と思うだけで気づきにくいのです。生きづらさを減らすには、発達障害に気づいて適切な対応を知ること、周囲の理解とサポートを得ることが重要なポイントです。

BRAIN

脳には部位ごとに役割があります

脳はそれぞれの部位で働きが違います。
これらがうまくかみ合わないことで、場面にふさわしい行動がとれない、
人とうまくつきあえないといったことが起きるのではないかと考えられています。

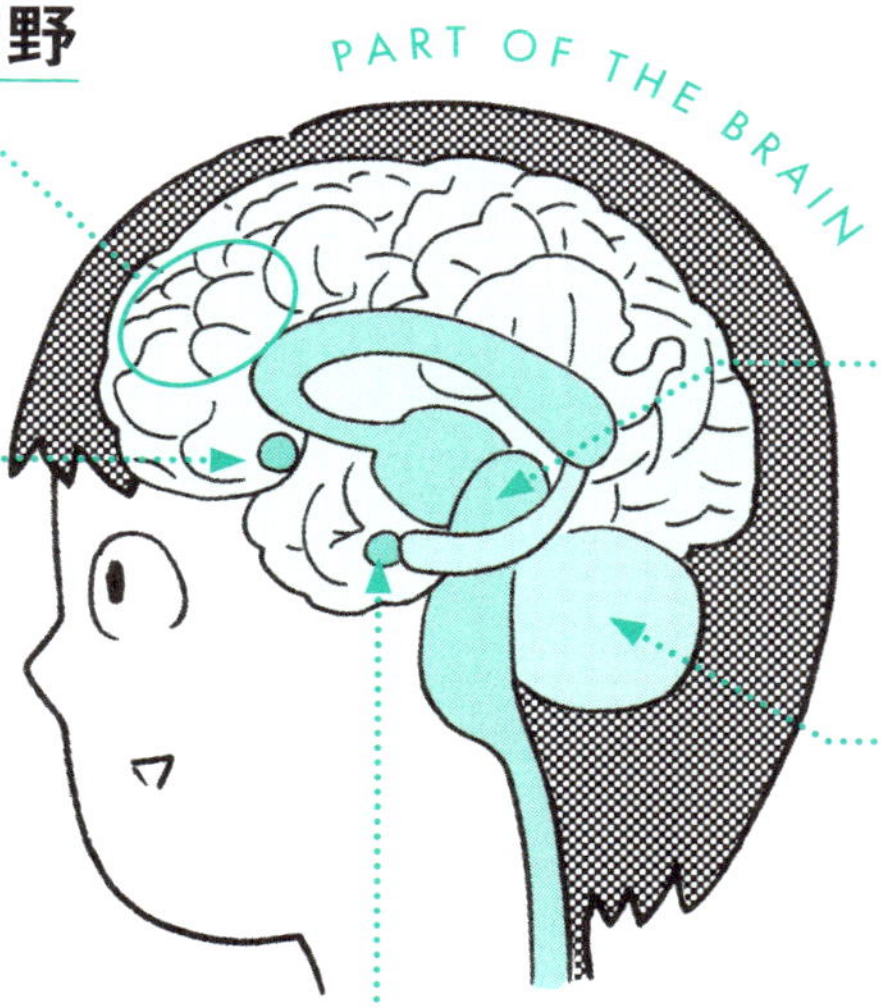

前頭前野

側坐核

海馬

記憶をつかさどっています。快不快、不安、怒りなどの感情にも関わる部位。

小脳

姿勢を保つ、細かい動きや複雑な動きをするなど、運動機能をつかさどる部位。

扁桃体

怖い、緊張する、怒るなどのネガティブな感情がわくと、偏桃体が活発に活動します。ストレスとも深く関係しています。

前頭前野

考える、判断する、記憶する、新しいアイディアを出す、感情をコントロールするなどの役割を担っています。人間的な行動のすべてをつかさどっているともいえる部位。ここがうまく働かないと遅刻やミスが多くなり落ち着きのない行動になりがちです。

側坐核

物事を始める動機づけ、がんばりに関わる部位。楽しみを先延ばしにし、やる気を持続させる役割があるため、ここがうまく働かず刺激がないと、すぐに飽きてしまうことになります。ADHDの人は、この領域でドーパミンなどの神経伝達物質がうまく働かないことが原因と考えられています。

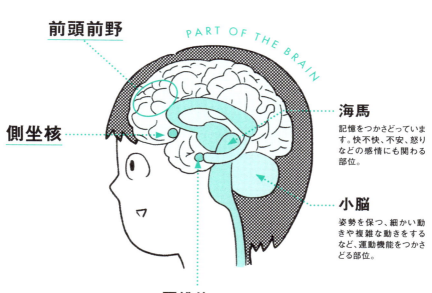

主に3つのタイプに分類されます

発達障害の特性のあらわれ方や程度は人それぞれ。ある特性だけが強くあらわれる人もいれば、あまり目立たない人もいますが、大きく分けると3つのタイプになります。

本書では主にADHDとASDについて解説していますが、「これって私!?」と思い当たることが両方にまたがる人もいるでしょう。いくつかのタイプが混じり合うのは、珍しいことではありません。

Attention-Deficit/Hyperactivity Disorder

ADHD

注意欠如多動症

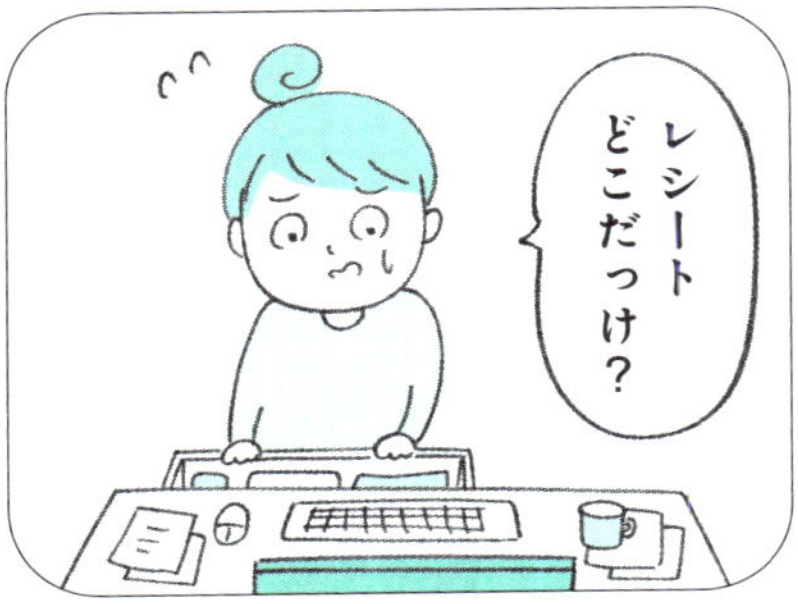

いつもバタバタせかせか。
やりたいことが最優先

不注意で落ち着きがなく、衝動的で思いついたらすぐにやりたい。「やるべきこと」より「やりたいこと」が優先します。根気が続かない、時間が守れないなども、ADHDの人にはよく見られます。

マンガ『ドラえもん』に出てくるのび太とジャイアンは全く違う性格に見えますが、実はADHD的だという共通点があります。のび太は不注意で忘れ物が多く、集中力が続きません。エネルギッシュに動き回るジャイアンは多動性や衝動性が強いタイプで、前後の見境なく相手に突っかかっていくのです。

暮らしの中の「あるある」例

- しょっちゅう忘れ物をする
- 片づけが苦手
- 順番を待つのが大きらい
- 落ち着きがなくソワソワ
- 締め切りが守れない

Specific Learning Disorder

SLD

限局性学習症

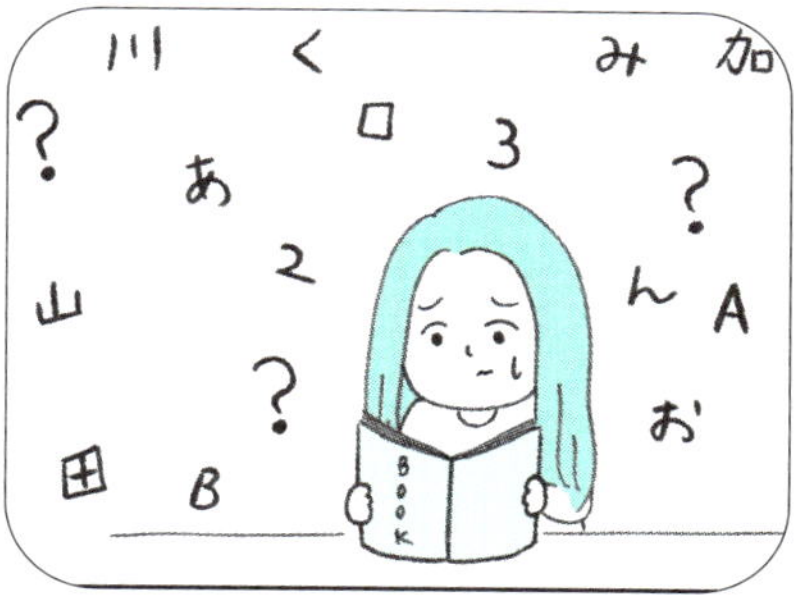

特定の学習が苦手で勉強に苦労する

「読む」「書く」「話す」「計算する」など、特定の学習が目立って苦手なのがSLDです。

例えば、文字があちこちに散らばって見えるので文章がスムーズに読めない、という人がいます。読めるのに書けないとか、数の概念が理解できなくて算数が苦手という人も。幼いころは気づかれにくいのですが、小学校に入ると授業についていけなくなり、周囲の目にも特性が明らかになります。知的発達には問題がないために、怠けていると思われがち。本人は努力してもできないので、自信を失ってしまいます。

学校での「あるある」例

- 音読がたどたどしい
- 鏡文字を書く
- 作文が書けない。書くのが遅い
- 計算問題ができない
- 算数の文章題が解けない

Autism Spectrum Disorder

ASD

自閉スペクトラム症

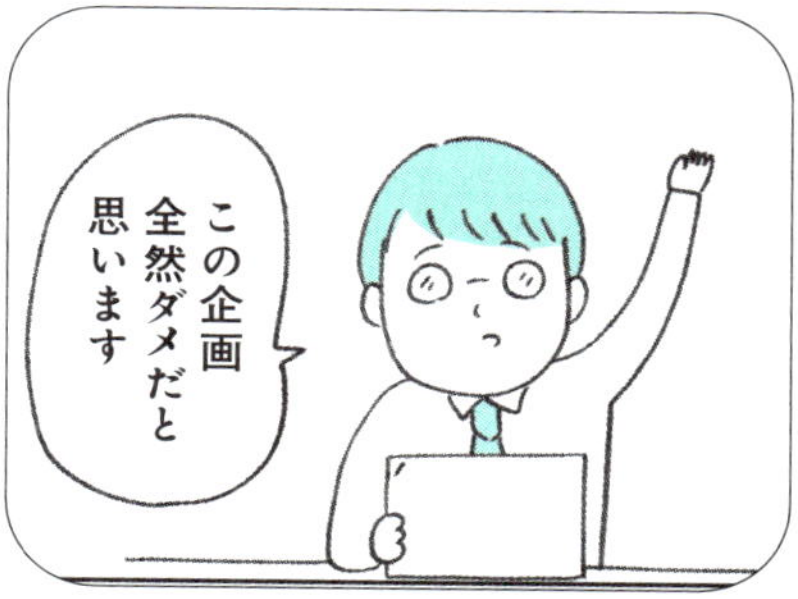

人とほどほどにいい関係が結べない

ＡＳＤは、人との関わり方に特徴があります。自分の考えにこだわって全体が見えなかったり、気持ちをきちんと伝えられなかったりして人間関係がこじれがち。臨機応変な行動ができない人、興味のあることにだけのめり込む人も。言葉やしぐさを通して、人とほどよくいい関係を結ぶのが苦手なのです。「コミュ障」などというい方もされますが、これがＡＳＤの大きな特徴です。

スペクトラムは「連続体」の意味。困り事の度合いが強い明確なＡＳＤの他にも、特徴をもっていても「障害」というほどに困っていない人もいます。

暮らしの中の「あるある」例

- 思ったことをすぐ口に出してしまう
- 空気が読めない人だと言われる
- 人と関わるのが苦手
- 会社の飲み会に出るのが苦痛だ
- 推し活をしすぎてお金がない

ADHD

Attention-Deficit/Hyperactivity Disorder

忘れっぽくてコツコツと続けることが苦手

聞き分けのない小さな子ども——ADHDはそんなイメージです。おもしろそうなことがあるとパッと走り出して転ぶ。あわてんぼうでケアレスミスが多い。やらなきゃならないことがあっても目先の楽しい誘惑に負けてしまう。そういうことが、ドジねぇと笑ってすませられないほど頻繁に起こります。

エネルギッシュで発想力が豊かな一面があるので、特性と上手につきあいながら自分のよさを生かしたいですね。

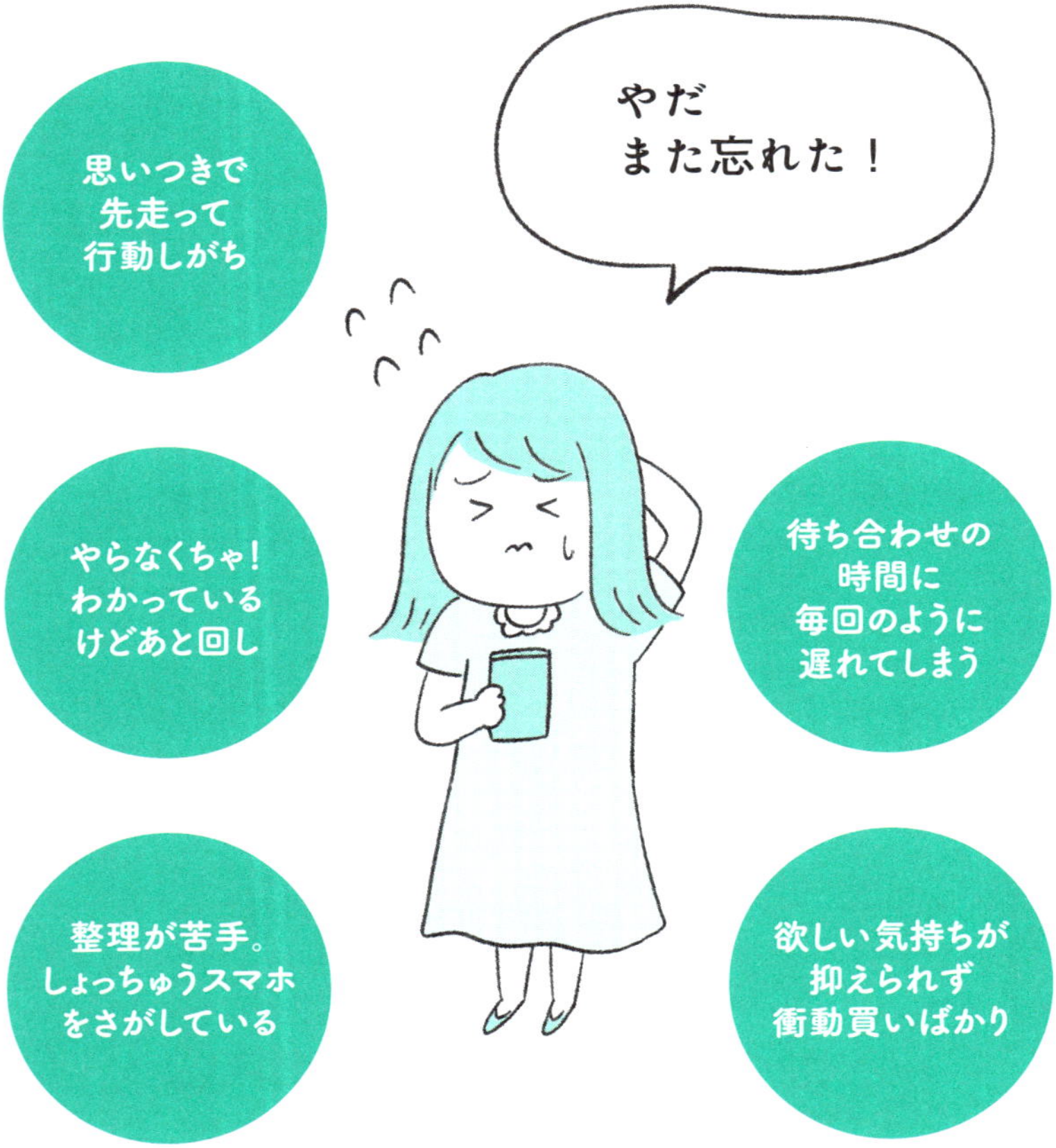

やだ
また忘れた！
思いつきで
先走って
行動しがち
やらなくちゃ！
わかっている
けどあと回し
待ち合わせの
時間に
毎回のように
遅れてしまう
整理が苦手。
しょっちゅうスマホ
をさがしている
欲しい気持ちが
抑えられず
衝動買いばかり

ADHDは3つのタイプに分けられます

ADHDには不注意が強く出るタイプ、多動性や衝動性が強く出るタイプ、両方がある混合タイプの3つがあります。特性が強いと周囲にうとまれることも。

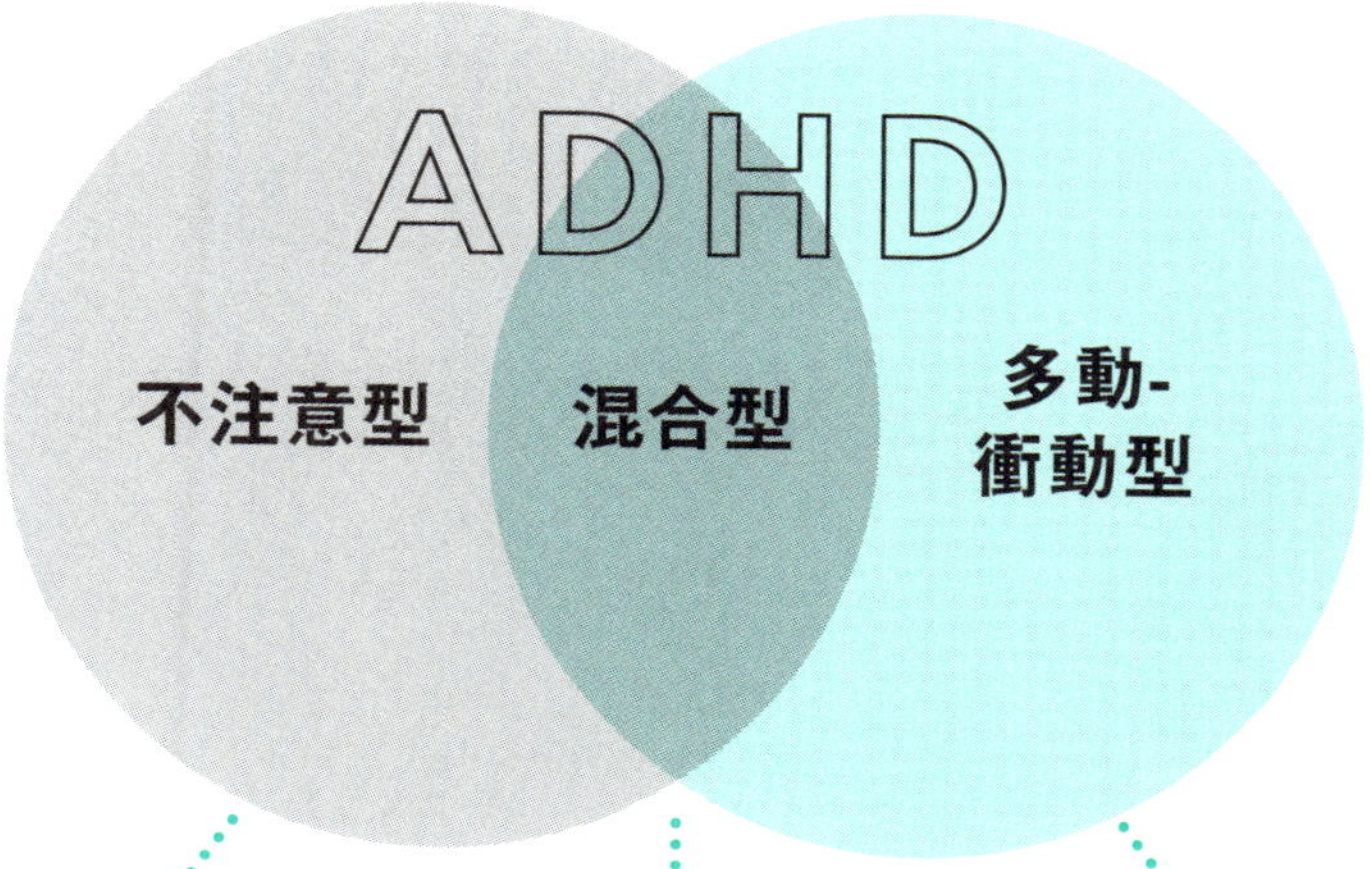

Type

不注意型

気が散りやすくて失敗が多い

周囲には、あわてんぼうでだらしない人に見えているかもしれません。頭の中が混乱しているのがこのタイプ。集中力が続かないのでケアレスミスや忘れ物が多く、家事も苦手です。しっかり確認せず、待ち合わせの場所や時間を間違えることもよくあります。

Type

混合型

頭の中も行動もせわしない

不注意と多動-衝動性の両方があらわわれるタイプです。頭の中はいつも忙しく、行動も落ち着きません。何かに気をとられると、持っていたものをその辺に置き忘れてしまう。家はいつも散らかっています。飽きっぽく、次々に新しいことに手を出します。

Type

多動-衝動型

落ち着きがなく、待つのが苦手

じっとしているのが苦手です。貧乏ゆすりやペンを回すクセは、注意されてもなかなかやめられません。思い立ったらすぐ実行したいので、いきなり会社を辞めて留学すると言い出したりします。感情に任せてどなってしまい、周囲と険悪になることも。

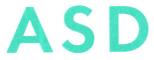

対人関係が苦手でこだわりが強い

ASD

Autism Spectrum Disorder

人との関わり方が独特で、コミュニケーションがうまくとれないのがＡＳＤの特性です。自分の行動が周囲にどう受け止められるかに関心が薄く、木を見て森を見ない傾向があります。こだわりが強く、ルールをきまじめに守ろうとするので、変わった人、融通がきかない人と思われることも。

こうした特性がうまく花開くと、物事をとことん追究したり、常識にとらわれない発想をしたりして、素晴らしい成果に結びつくこともあります。

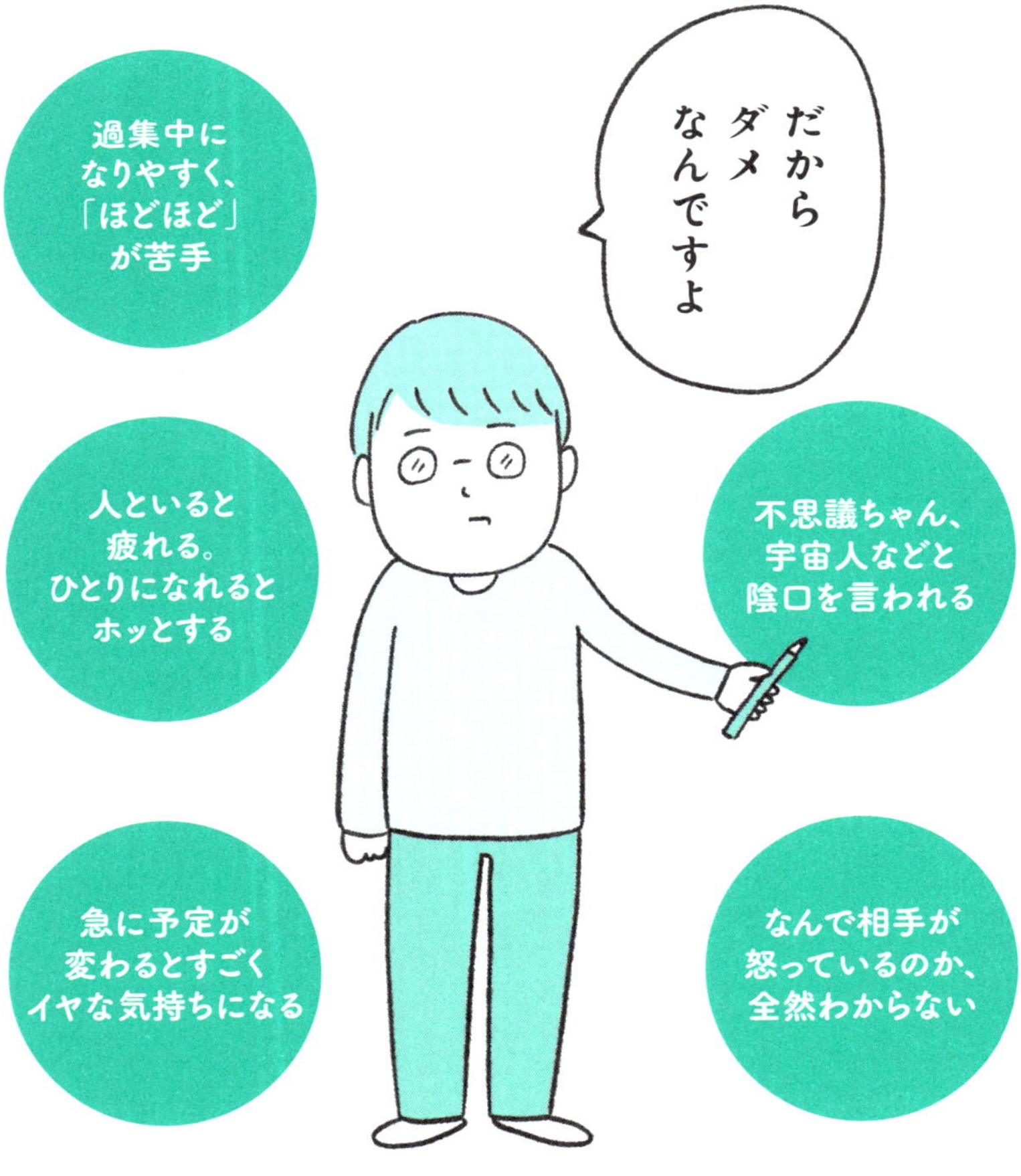
だから
ダメ
なんですよ
過集中に
なりやすく、
「ほどほど」
が苦手
人といると
疲れる。
ひとりになれると
ホッとする
不思議ちゃん、
宇宙人などと
陰口を言われる
急に予定が
変わるとすごく
イヤな気持ちになる
なんで相手が
怒っているのか、
全然わからない

大きく分けると2つのタイプ

受動群と積極奇異群の行動は正反対に見えますが、共通している部分もあります。どちらも人間関係に難しさを抱えています。他に、マイペースを貫く孤立群、ルールを過度に守ろうとする形式ばった大仰な群もあります。

Type 受動群

受動群の特性

- 自分からは人と関わろうとしない
- ノーが言えない。相手に従ってしまう
- 自分の気持ちが伝えられない
- ひとりでいるのが好き
- 表情が乏しい

積極奇異群と共通する特性

- 相手の気持ちがわかりにくい
- 言われたことを真に受ける
- 興味のあることにのめり込む
- 規則やルールを守ろうとする
- 予定変更が苦手

人に何か言われれば返事をしますが、自分から積極的に関わっていこうとはしません。このタイプは従順なので、言われたことには従おうとします。困っていたりイヤだと思ったりしても、それを相手に伝えることがうまくできません。表情が乏しく動きも控えめ。人が集まる場所は苦手で、ひとりでいるほうが気楽だと感じています。

Type 積極奇異群

積極奇異群の特性

- 人と関わるのがきらいではない
- 思ったことはなんでも言う
- ふるまいが自己中心的に見える
- 距離感がつかめずにグイグイいく
- 感情表現が大げさ

受動群と共通する特性

- 相手の気持ちがわかりにくい
- 言われたことを真に受ける
- 興味のあることにのめり込む
- 規則やルールを守ろうとする
- 予定変更が苦手

「奇異」という名称が示すように、積極性が著しく、周囲を困惑させるほどに空気が読めないタイプです。人と関わるのがきらいではありませんが、どんな場面でもずけずけとものを言い、強引で相手に引かれてしまいます。感情表現がおおげさで、大声で言いつのったり、場をわきまえずに笑ったりすることも。自己中心的に見えるので敬遠されることもあります。

ＡＤＨＤとＡＳＤは線引きが難しい

ひと口に発達障害といいますが、ＡＤＨＤとＡＳＤでは生きづらさの原因が違います。ＡＤＨＤは、不注意や衝動性や多動性のためにトラブルが起こります。一方のＡＳＤは、人との関わり方やコミュニケーションが不器用なためにトラブルが起こります。ところが、原因は違ってもあらわれる行動は似ていることがあります。

例えば、どちらも遅刻しがちなことを例にとりましょう。ＡＤＨＤはスマホをさがし回ったりテレビに気をとられたりして支度が遅れます。ＡＳＤは支度の優先順位がつけられず、遅刻しそうなのにいつもどおりに朝ごはんを食べなくちゃなどと考えがちです。

転職のケースはどうでしょう。ＡＤＨＤの人は「この仕事おもしろそう！」と思うと、すぐに目移りしがちです。不注意でミスが多いのを指摘されると、衝動的にやめてしまうかもしれません。ＡＳＤの場合は、職場の人とうまくやれなくて会社にいづらくなったり、異動のストレスで仕事に行けなくなったりします。

さらに、ＡＤＨＤとＡＳＤの両方の特性をあわせもつ人がいることもわかっています。遅刻が多いのはどちら、転職が多いのはどちらなどと、はっきり線引きするのが難しいケースもあるのです。

ADHDとASDの特性をくらべてみると

両者は似て見えるところがあります。また、両方の特性をもつ人もいて、はっきりと線引きできないケースも少なくありません。

○よく見られる　△見られることもある　―　ほとんどない

	ADHD	ASD
多動	○ 落ち着きがなく、待つのが苦手	△ 積極的なタイプにはせわしない様子が見られることも
不注意	○ 集中力が続かず、忘れ物やなくし物が多い	△ 気持ちが乗らないことには集中しにくく、ミスや間違いが起きやすい
衝動性	○ やりたいと思うとがまんできない。次々に新しいことに手を出す	△ 空気が読めない不適切な言動が、衝動的に見えることも
的外れな会話	△ 早口で自分中心の会話になりがちだが、内容はかみ合っている。口がすべることもある	○ 不自然なしゃべり方や一方的な会話になることが。たとえや皮肉が通じにくい
対人関係の問題	△ 不注意や衝動性が周囲の反感を買うこともあるが、人との適切な距離は保てる	○ 自分勝手、消極的、過剰反応などと思われることが多く、対人関係には苦労が
こだわり	― 何かにひどく執着したり、自分の正しさにこだわったりすることは少ない	○ 興味のあることに狭く深くのめり込む。ルールや自分の考えへのこだわりも強い
感覚過敏	― 極端な敏感さはない	○ 音や光、におい、肌への感触、味などへの感覚がとても敏感な人もいる

発達障害と「ふつう」の境界線

発達障害のひとつであるＡＳＤのＳは、「スペクトラム」の略です。これは範囲や境界線があいまいなまま連続している、という意味の言葉。自閉（Ａｕｔｉｓｍ）状態が連続しているとは、どういうことなのでしょう。

例えば、健康診断で胸にあやしい影が見つかったとしましょう。がんの可能性があるからと精密検査を受けました。結果は良性の脂肪のかたまり。ああよかった！――こんなふうに、がんかどうかははっきりわかります。ところが発達障害は、白黒をつけるのが難しいのです。細胞を調べればわかるがんと違い、「発達障害と〝ふつう〟の境界線はここだ！」と明確に言えません。発達障害なのか、定型発達の範囲なのか、専門家でも判断に迷うことがあるのです。

発達障害の特性の出方は、育った環境や周囲に理解者がいるかどうかでも変わります。ですから、ある特性のためにとても生きづらく感じる人がいる一方で、そこそこうまくやっていける人もいます。「ステージ2のがん」の定義は患者が誰であっても共通ですが、発達障害ではそう言えないのです。こうしたあいまいさはＡＳＤだけでなく、ＡＤＨＤも同じです。また、ＡＳＤとＡＤＨＤの両方の特性をもつ人もいます。

では、何をもって「障害」と考えるのか。大切な目安は、その特性のために本人が困っているかどうかです。特性のせいで生きづらい、周囲となじみにくい。苦労しているのなら、それは発達障害と言っていいでしょう。特性を持っていても、それによる生きづらさを感じずに生活できている、自分なりの工夫で適応しているならば、障害ではありません。

発達障害の特性は、あなたの個性でもあります。自分の個性を理解しながら、生きづらさをやわらげる方法を考えていきたいですね。

発達障害と間違われやすいこと

愛着障害

人は乳幼児期に、世話をしてくれる人（多くは親）との間にしっかりとした愛情の絆を結びます。これが人への信頼感や自己肯定感につながるのです。発達の土台に愛情の絆がないことであらわれるのが愛着障害。人とほどよい距離がとれない、過剰反応するなど、発達障害に似た様子が見られることがあります。発達障害は生まれながらの脳の機能によるものですが、愛着障害は成長の過程で起こります。

うつ病

暮らしに差し支えるほど気持ちがふさぎ、喜びややる気が極端に落ち込む病気。集中力が続かない、怒りっぽい、表情が乏しいなど、発達障害と似た様子が見られます。強いストレスが引き金になるとも考えられています。発達障害の人は、周囲とうまくいかず自分を責めることがよくあります。そのストレスが二次障害として、うつ病を引き起こす場合もあります。

強迫症

頭の中に何かのイメージが浮かんでとらわれてしまい、そこから抜け出す行為をくり返します。しょっちゅう手を洗わずにいられない、戸締まりを何度確認しても安心できないなど、症状のあらわれ方はさまざまです。きちょうめんな性格、仕事や家庭でのストレスなどが原因ではないかと考えられていますが、はっきりとはわかっていません。また、発達障害があると強迫症状を強めることもあります。

双極性障害

躁うつ病ともいわれる病気で、「躁」と「うつ」がくり返されます。躁のときには不注意で気が散りやすい、落ち着きがない、よく考えずに行動するなど、ADHDに似た様子があらわれます。双極性障害とADHDとの大きな違いは、周期性があるかどうかです。あるときはやたらと元気なのに別のときには深く沈んでいるというように、躁とうつが交互にくり返される場合はこの病気が疑われます。

他にも　●不安症　●境界性人格障害　●統合失調症など

「グレーゾーン」という言葉を安易に使う危険

周りとうまくいかないことが多くて、自分はもしかしたら発達障害かも?と考えているときに、「発達障害のグレーゾーン」という言葉と出会うかもしれません。

発達障害と「ふつう」の境界線はあいまいです。このあいまいな部分にいる人たちを示すのに、グレーゾーンという言葉が使われることがあります。ただ、この言葉には思わぬ落とし穴があります。グレーゾーンだとすることで、かえって生きづらくなることがあるからです。

▼困り事から目をそらしがち

グレーは黒じゃない、だから大丈夫、と思いたくなります。暮らしの中で困ったことがあっても、そこから目をそらしがちになるのです。

黒（障害）でも白（「ふつう」）でもないと言われると、周囲はどう手助けすればいいのかわかりません。結局様子見ということになり、サポートも受けにくくなります。

明らかな発達障害の人の特性の濃度を、仮に10とします。グレーゾーンの人の濃度は2~3でしょうか? たとえ濃度が1だったとしても、困っているのなら改善する方法を考えたほうがいいし、周囲にも助けを求めてほしいのです。

▼重要なのは「生きづらさ」の程度です

忘れ物が多い、飲み会が苦手など、発達障害に見られる特性は、そうでない人にも何かしら当てはまることがあるでしょう。だからといって、みんなグレーなんだからと安心していても、困り事は解決しません。

生きづらさをとても感じているグレーゾーンの人がいる一方で、明らかに発達障害の特徴をもちながら能力を発揮して大きな功績を残し、周囲に一目置かれる人もいます。重要なのは発達障害の程度ではなく、あなたが感じている生きづらさの程度です。その度合いが強いのなら、グレーゾーンであっても対策を練る必要があるのです。

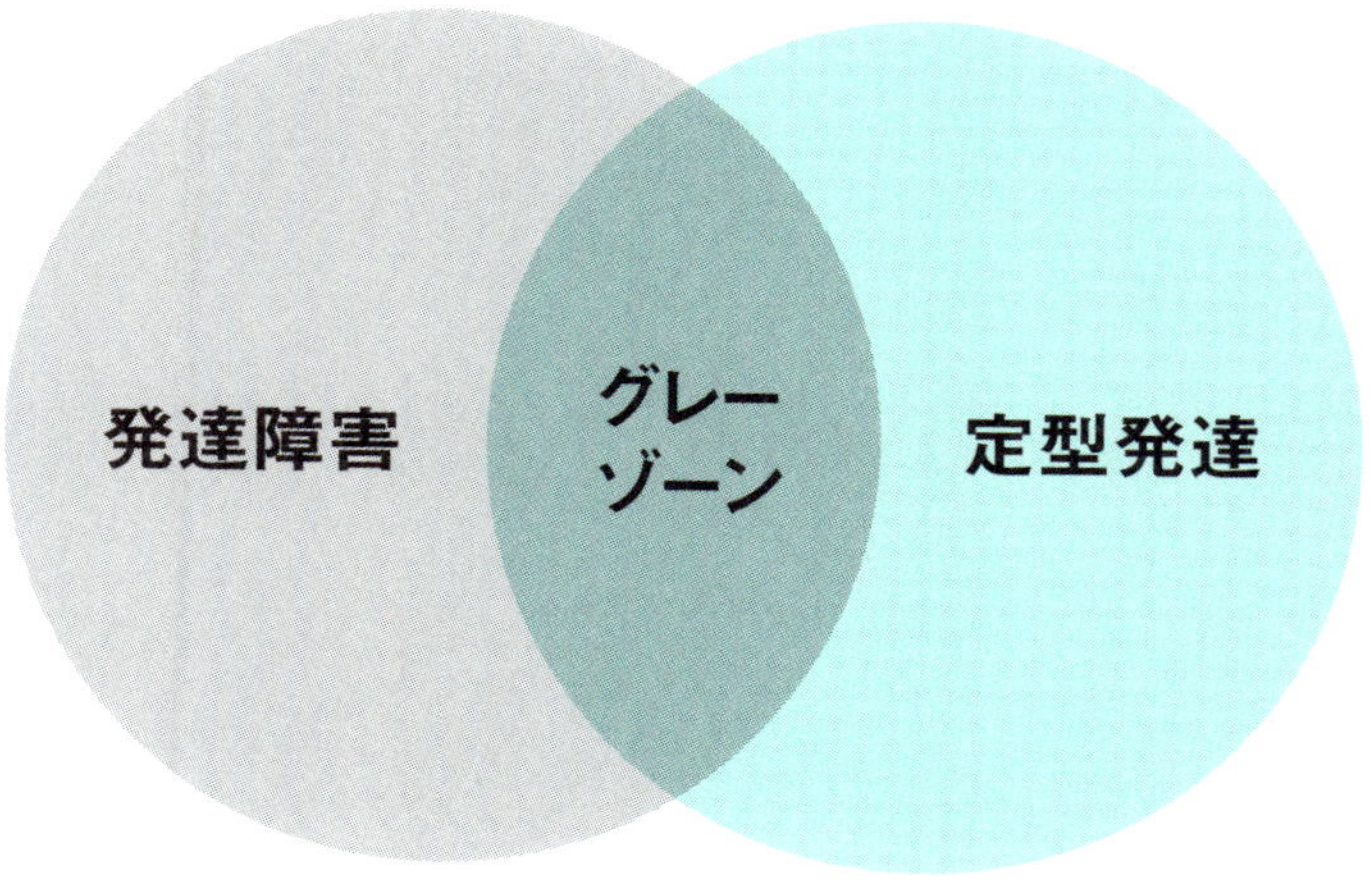

大人になってから気づくことも多い

発達障害は、２００４年に「発達障害者支援法」が制定され、２０１０年に「障害者自立支援法（現・障害者総合支援法）」の対象となりました。ようやく支援制度が整い始めた新しい障害といえます。そのため、今の大人は見のがされてきたケースがとても多いのです。子どもが発達障害かもと受診して、親もそうだとわかるというケースもよくあります。

特にＡＳＤは大人になってから気づく傾向が見られます。子どもは自己中心的だったり空気が読めなかったりしても、周囲はそれを許してくれます。子どもだからしょうがないというまなざしがあり、あまり問題にならないことも多いのです。家庭や学校では折々にアドバイスや手助けがあり、それなりにやっていけたりします。

ところが、大人には自己責任が求められます。何がその場にふさわしいふるまいか、優先することは何か、自分で決めて動かなくてはなりません。社会人になれば人と関わらざるをえなくなります。ＡＳＤの人はこうしたことが苦手なので大人になってトラブルが増え、発達障害かもしれないと気づくのです。

ＡＤＨＤでは、成長につれて特性がだんだん落ち着きますが、女性は結婚して子どもをもつことでタスクが増え、ＡＤＨＤの症状がより目立ってくることもあります。

PART 1

もしかしてADHD?
注意欠如多動症

シーン別対処法

（ ADHDかも？ ）

01 片づけが苦手で、いつも部屋が散らかっている

Aさん（28歳・男性）

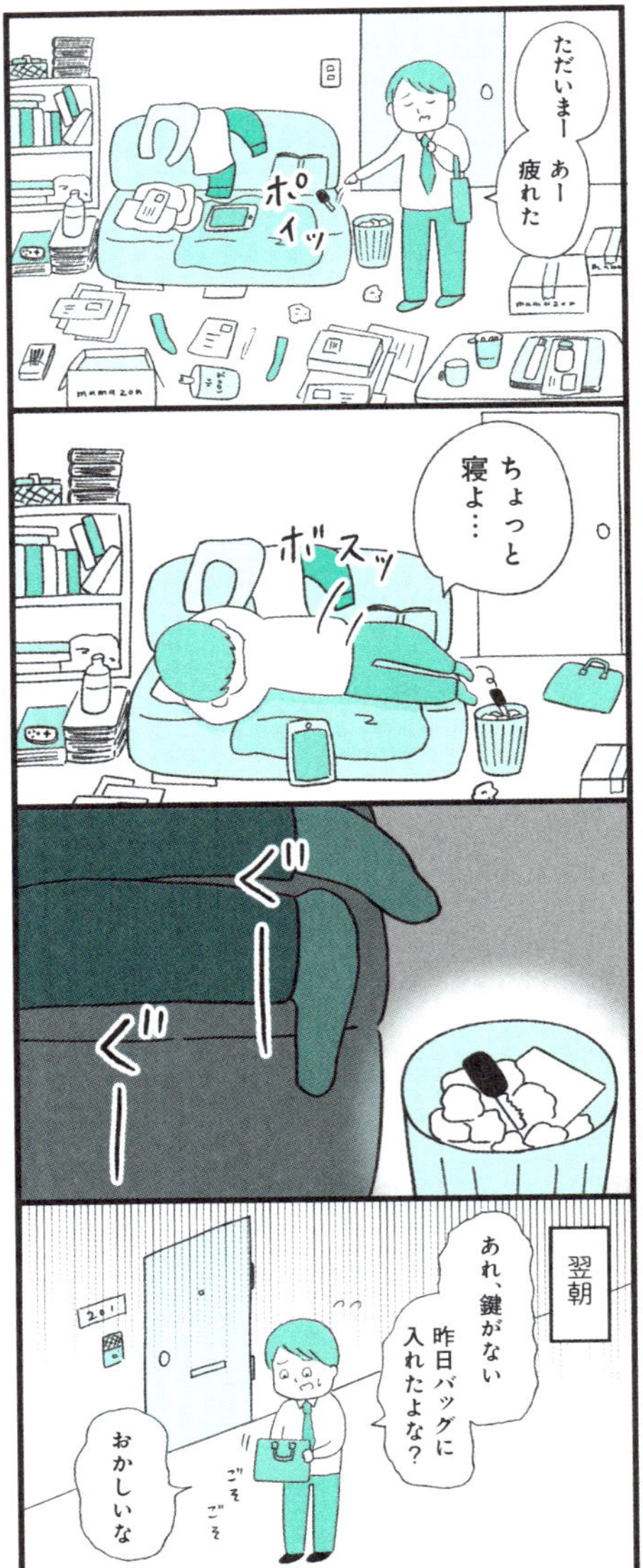
ただいまー
あー 疲れた
ポイッ
ちょっと寝よ…
ボスッ
ぐーー
ぐーー
翌朝
あれ、鍵がない
昨日バッグに入れたよな？
ごそごそ
おかしいな

ADHD

もしかして発達障害？

☑ **家の鍵が見つからないことがときどきある** ★★

☑ **そもそも鍵の置き場所を決めていない** ★★★★

家の鍵をうっかり見失うことは誰しもありそうですが、置き場所を決めていないとなると、ADHDの人に見られる「秩序立った行動が苦手」な特性といえそうです。

「記憶のメモリー容量」が少ないことも要因

ＡＤＨＤの人は、行動や作業をするときに必要な、**「ワーキングメモリー」と呼ばれる脳の中の「記憶のおぼん」が小さい**といわれています。そのために覚えておくことが多いと、すぐに容量オーバーしてしまいます。Ａさん（28歳）も、家に入ったとたん鍵はソファの上に投げて寝てしまい、そのまま鍵のことは忘れてしまいました。ソファに横になったはずみで鍵はゴミ箱へ……翌朝さがしても見つかるはずがありません。「帰宅したら、まず鍵を定位置に置いて、コートやバッグを片づけ、買ってきたものを片づけて、それから」というようなたくさんのことを脳が記憶しておけないのです。

また、次から次へと興味関心の対象が変わってしまう**「衝動性」のため、ものを使い終わった瞬間に、次のことに意識が向かい、**その前の記憶がきれいさっぱり抜け落ちてしまいます。そのため「出したら片づける」という片づけのシンプルなルールが守れず、部屋が散らかってしまい、しょっちゅうものが行方不明になってしまうというわけです。

さらに、**めんどうなことを先送りにするクセもあるので、片づけはついついあと回しにし、**やっととりかかっても**「多動性」のせいで気が散ってなかなか進まない。**部屋はどんどん散らかっていく悪循環に陥ってしまうのです。

＼ラクになるコツ／

ざっくり片づけでOK！100点満点を目指さない

ADHDの人におすすめなのは、**100点満点の片づけを目指さないことです。**目標をぐーっと下げて60点ぐらいを目指す気持ちでやってみてください。部屋全体、家全体がざっくりと片づいているのが目指すゴール。とりあえずは床にものをじか置きしたり積んだりしないことを目標にしましょう。

また、「片づける」ということを分解して考えてみると、それはシンプルな次の2点です。

1. 収納する場所（ものの住所）を決める

2. 使ったら決めた場所に戻す

住所の決まっていないものがあると片づかないのは当然なのです。例えば、鍵は玄関の定位置につるす、バッグの内ポケットに財布、定期券、スマホの指定席を決める、化粧品は洗面所にまとめるなど、**必ず「ものの住所」を決めましょう。**

ADHD

うまくいくコツ

Tips

「ものの住所」は細かい「番地」までは決めない

物の住所決めはぜひやっていただきたいのですが、落とし穴があります。それは細かく決めすぎること。例えば引き出しの中での置く位置まで細かく決めてしまうと、そのとおりに戻すのがめんどうになり、結局「もういいや」と出しっぱなしになってしまいます。ざっくり位置を決めるのがおすすめです。

片づけストレスを下げるには

「お出かけセット」をつくっておく

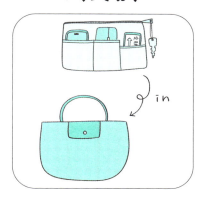

いつも持ち歩く大切な鍵、財布、定期券などは、バッグ内のポケットやバッグインバッグや、玄関にトレーを置くなどして、定位置を決めましょう。

ワンアクション収納のカゴがおすすめ

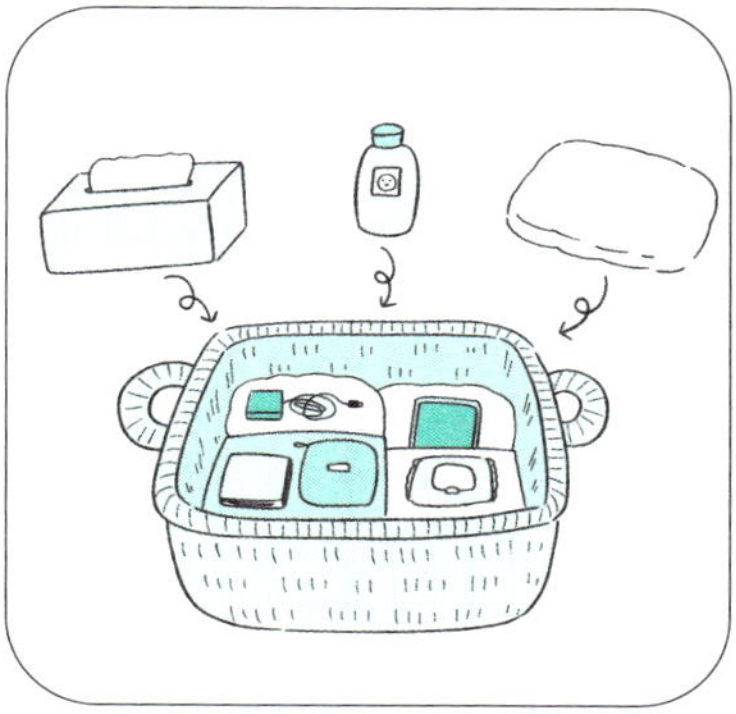

ふたがなく出し入れしやすいカゴはADHDの人に向いています。外から見える収納は「どこだっけ?」を防ぎ、記憶力の弱さをカバーできます。

ToDo

ものを増やさないのが大原則

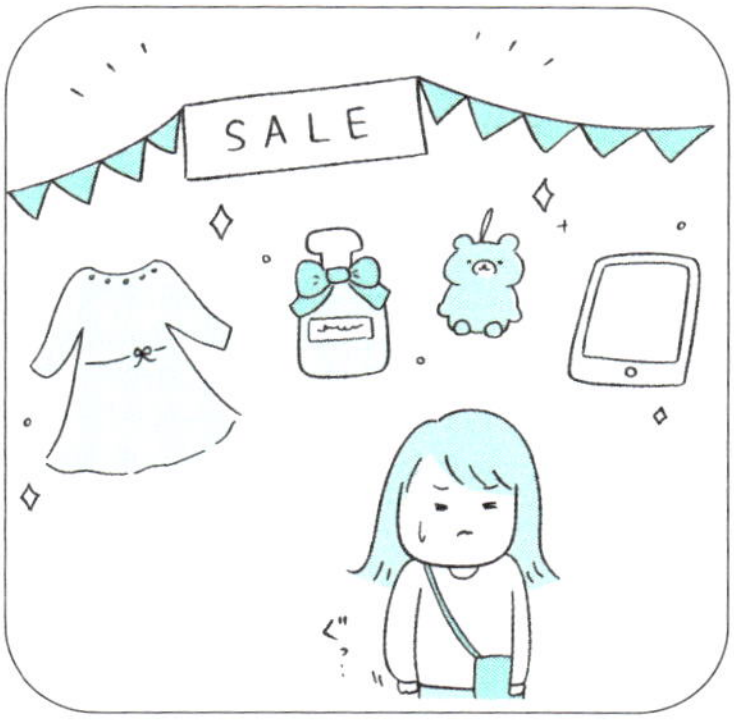

セールなどで、ついつい衝動買いをしやすいのも特徴です。片づけのことも考え、「1つ買ったら1つ捨てる」を心がけましょう。

定位置を「見える化」しよう

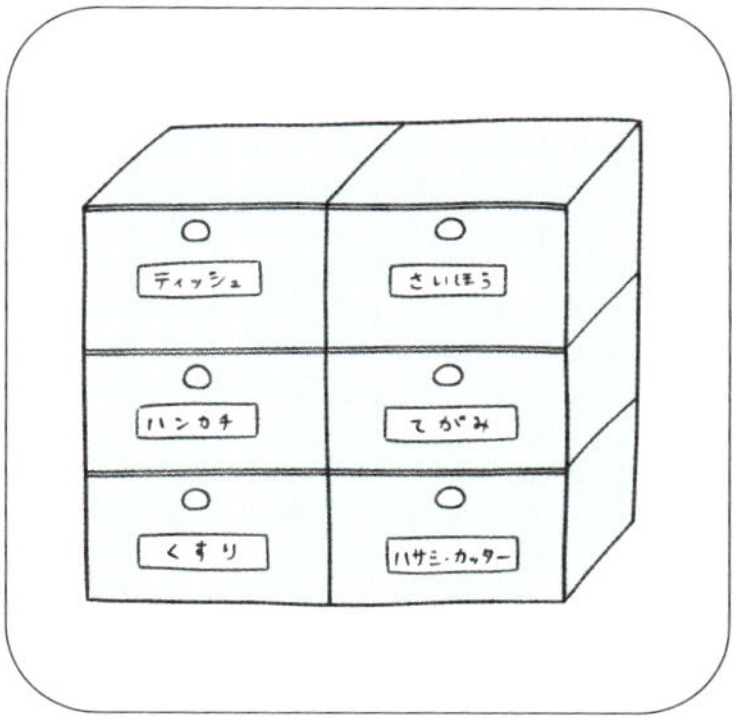

引き出しに何を入れるかを決めたら、ラベルに書いて貼っておくのも手です。
いちいち中をあけて、確認するストレスを軽減できます。

(ADHDかも?)

02

やるべきことがついついあと回し。家事がどれも中途半端に…

Bさん（38歳・女性）

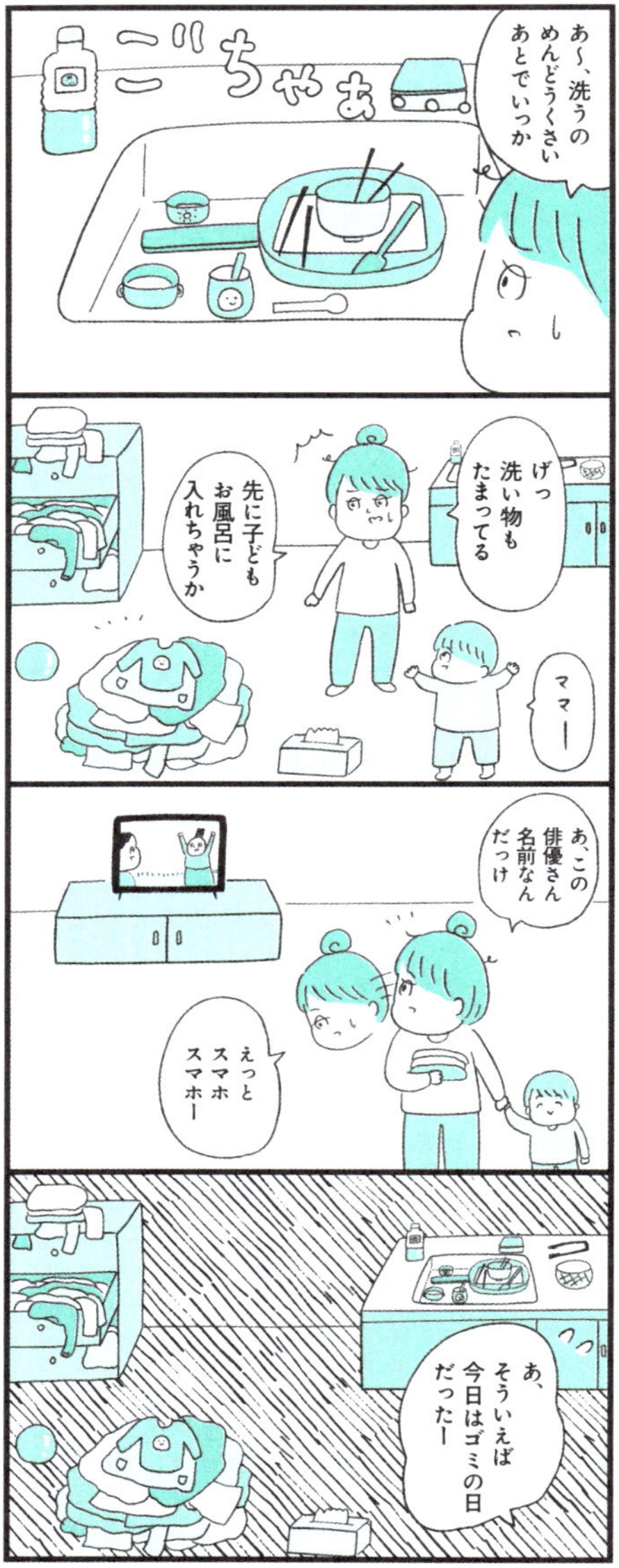
あ〜、洗うのめんどうくさいあとでいっか
ごちゃあ
げっ 洗い物もたまってる
先に子どもお風呂に入れちゃうか
ママーー
あ、この俳優さん名前なんだっけ
えっと スマホ スマホー
あ、そういえば今日はゴミの日だったー

もしかして発達障害?

- ☑ 食器洗いが苦手で流しに放置していることがある ★★
- ☑ さらに山積みの洗濯物など、いくつも「やりっぱなし」 ★★★★

ADHDの人はひとつのことを途中でやりっぱなしにして、次のことをやり始めることがよくあります。それがいつものこととなると、傾向がありそうです。

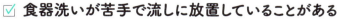

頭の中にはいつも「めんどうだなぁ」という声

ADHDの人は今やるべきことをついついあと回しにしがち。それというのも「山積みの食器を洗わなくちゃ」と思ったときに、心の中で聞こえるセリフがあるからです。それは、**「めんどうだなぁ」**。毎日くり返し行う活動、誰かに評価されるわけではないことなどに、めんどうくささを感じがちなのが特徴のひとつです。

そして、もうひとつの特徴は、SNSや見たい動画のような、**「今の楽しみ」を優先してしまうこと。**やらなければならないことより、今やりたいことを選んでしまうのです。これは、**脳の特性。欲求をコントロールする側坐核《そくざかく》がうまく働いていない**のが原因ともいわれています。

このようなあと回しグセに加えて、忘れっぽいという特徴もあります。やろうと思いつつ、別のことをしている間に、あと回ししたことを忘れてしまうのです。それなのに、気の散りやすさからいろいろなことを手がけてしまうので、洗濯物も中途半端に……そんなわけでBさん（38歳）のキッチンは今日も汚れた食器が山積みのままです。**ADHDの人は「ふつうの生活」を維持することに多くのエネルギーを使うのです。**

＼ラクになるコツ／

いちばん大切なのは「明るく楽しく生きること」

家事は、毎日同じことのくり返し。**コツコツこなすのは、ＡＤＨＤの人にとって苦手な作業**です。仕事をしているのであれば、平日はゆっくり家事をする時間がないと割り切って最低限をこなし、土日に普段できない家事にとり組みましょう。専業主婦の場合も、時間があるようで、「あれもこれもやらなくちゃ」とあたふたしている間に夕方になり、やるはずのことができず自分を責めてしまうこともあるかもしれません。

でも、考えてみてください。**大切なのは、自分自身が、そして家族が、毎日を明るく楽しく生きることです。**そのために、家事ができるだけストレスにならないよう、自分に合ったペースや方法を少しずつ確立していきましょう。できなかった自分を責めることが、人生において、一番のエネルギーのロスです。できたことに注目して「できたじゃん！　えらい！」と、自分で自分をほめてあげてください。

ADHD

周りのサポート

Tips

家の仕事は「家族で分担」しよう

妻が料理を作ったら洗い物は夫。子どもはゴミを集める係。といったように、家族がいる場合は分業しましょう。また、やっていないことをやっていないと指摘しがちですが、そうではなくお互いが毎日やれていることを感謝し合うことを意識しましょう。「やってもらうこと」はけっして当たり前のことではないことを肝に銘じて。

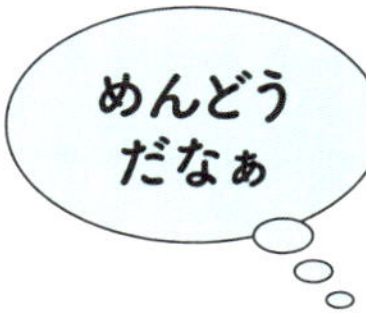

家事をラクにするコツ

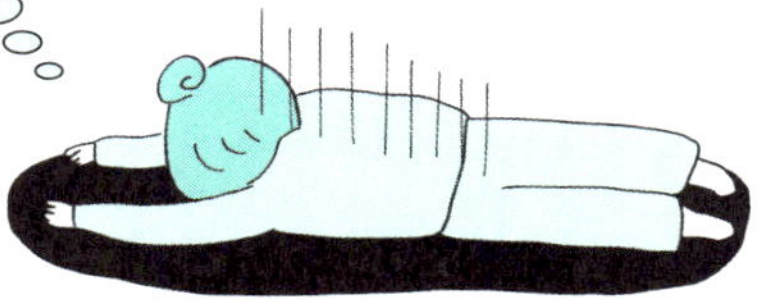

コツ

家事をポイント制にして楽しみに変える

家族にも協力してもらってポイント制を導入し、「食後1時間以内に洗ってあったら1ポイント」などとして5ポイントで外食をするなど、食器洗いを楽しみに変えてしまうのもいいかもしれません。

コツ

子どものおうちバイト

子どもを食器の洗い手として養成しましょう。小学校高学年になれば一人前にやれるはずですが、実は5歳ぐらいから手伝いができます。小さい子は案外水遊び気分でやれるのと大人になった気分でバイトは大歓迎なはず。初めは親のサポートが大変ですが、成長するに従って戦力となる日が必ずやってきます。

コツ

ホワイトボードをフル活用

大きめのホワイトボードを決まった場所に置き、今日やること、週末やること、またその所要時間を書きます。スーパーで買うものや、忘れてはいけない連絡事項など、何かと書いておけるので便利です。

コツ

食洗機を使おう

洗い物ストレスを減らすナンバーワンライフハックは食洗機。ビルトイン式でなくても、据え置き型があるので、賃貸だからとあきらめている人も検討してみては。洗い物時間が大幅に短縮でき、ADHDの人にはもはや必須家電といえそうです。

コツ

洗濯物はたたまない

そもそもアイロンが必要な服を選ばないようにしてハンガーに干し、乾いたらそのハンガーごと収納してしまえば、「ハンガーからはずす」「たたむ」「アイロンをかける」という工程を省けます。

(ADHDかも？)

03

「ごめん、遅れる〜」。なんでこんなに遅刻が多いの！

Cさん（28歳・女性）

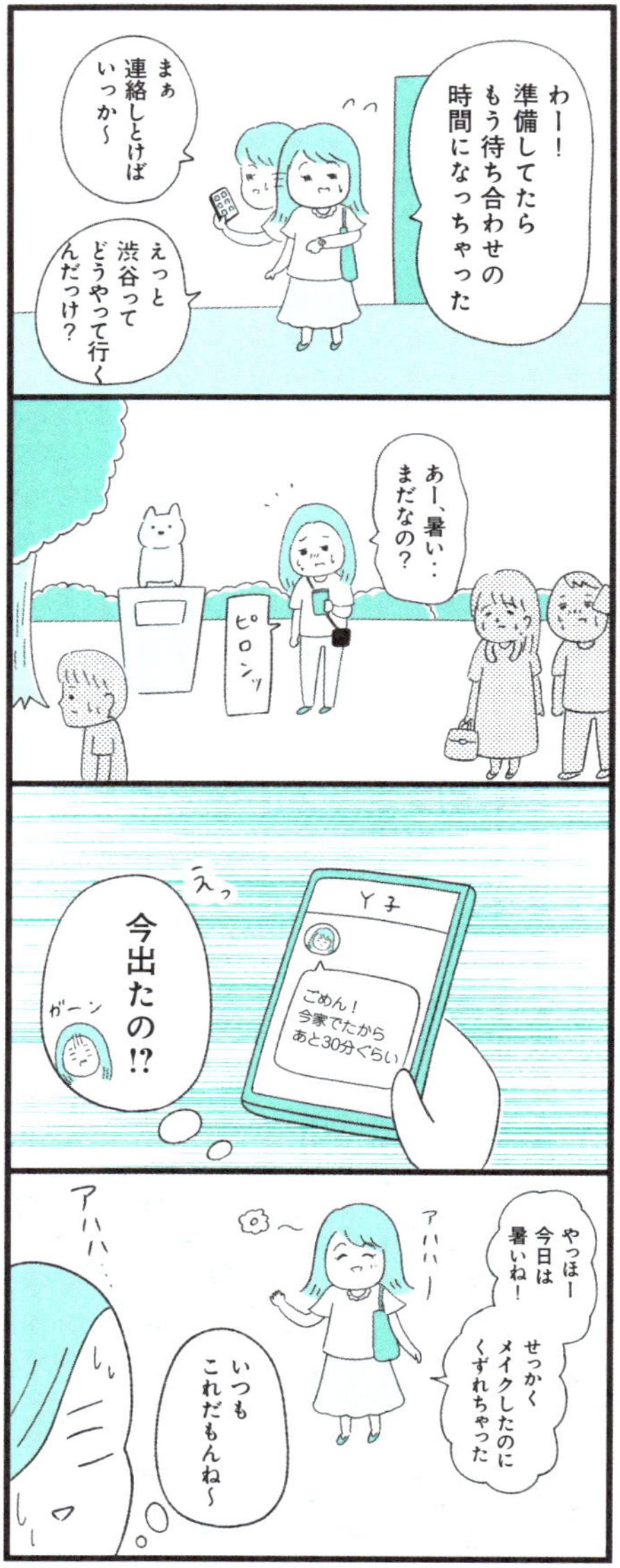
わー！
準備してたら
もう待ち合わせの
時間になっちゃった
まぁ
連絡しとけば
いっか〜
えっと
渋谷って
どうやって行く
んだっけ？
あー、暑い・・
まだなの？
ピロンッ
えっ
Y子
ごめん！
今家でたから
あと30分ぐらい
今出たの!?
ガーン
やっほー
今日は
暑いね！
アハハー
せっかく
メイクしたのに
くずれちゃった
いつも
これだもんね〜
アハハ…

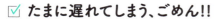

もしかして
発達障害？

☑ **たまに遅れてしまう、ごめん!!** ★★

☑ **LINEで連絡してるし、いいよねと思っている** ★★★★

ADHDの人は時間を予測したり、配分するのが苦手なため、遅刻が多くなりがちです。そして、迷惑をかけている相手の立場に立ちにくい傾向もあります。

ADHD

下調べをきちんとせず、時間の見積もりが甘い

ADHDの人が遅刻することが多いのには3つの理由があります。1つ目は見積もりの甘さ。準備にとりかかるのが遅く、行き方も調べていなかったので、いざ家を出るときにはもう待ち合わせの時間になってしまったCさん（28歳）。本来なら約束の時間から逆算すれば、何時に起きて、どのくらいで支度をして、何時に家を出ればいいかわかります。ところが、行き方、かかる時間を調べていなかったのですから、**見積もりが甘かったと言わざるをえません。**外出するとき、電車の乗車時間はわかっても、乗り換え時間や駅に着いてからの徒歩の時間までを想定しない。電車を降りてからやっと地図アプリで場所を確認し始める。そんな調子で遅刻となるのです。

2つ目の理由は、**何かあるかもしれないと予測するのが苦手で、時間ギリギリに行動しようとしがち**なこと。到着時間に余裕をもたないため、アクシデントがあるとすぐに予定がズレてしまいます。3つ目は**遅刻を軽く見がち**なこと。遅れても「事前に連絡したからいいよね」という意識なので、反省がなく、また同じことをくり返してしまうのです。

ラクになるコツ

15分前に着くつもりで逆算して準備しましょう

ADHDの人は遅刻のダメージを軽く見積もりがち。Cさんは、LINEで謝れば遅刻は帳消しになり許されると思っているようですが、そんなことはありません。社会的ダメージは想像以上に大きいもので、**約束を守れるかどうかは、その人の周囲からの評価を大きく左右するもの**です。家族や友人など親しい間柄でもそれは同じことです。その場では、許してくれているように感じられても、**積み重なっていくとそれが相手のストレスに**なり、疎遠になっていく原因になりかねません。

まず、出かけるときは、前日までに、スマホなどで交通機関の乗り換えを検索して、何時に家を出たらいいかを調べます。ただし、その場合の到着時間は約束の最低でも15分前、できれば余裕をもって30分前ぐらいに設定しましょう。また家で準備するときもタイマーやアラーム機能を活用して、やるべきことを時間どおりに進めていく工夫をしましょう。

うまくいくコツ

Tips

アクシデントは「起こるもの」だと想定する

家を出たと思ったらスマホを忘れたことに気づいて戻る、今日に限って電車のダイヤが乱れている〜！ など。外出にアクシデントはつきものです。「すべてがスムーズにいく」と想定しがちなのもADHDの人の特徴なのですが、何かがあるかもを想定して早めに家を出るようにしましょう。15分早く出ていれば小さなアクシデントはリカバーできるはずです。

遅れないように準備しよう

前日に行き方をチェック

スマホの交通機関検索アプリなどを使い、前日までに待ち合わせ場所までの交通機関と、駅からの道順を確認しておきます。到着時間指定を15分以上前に着く設定にしておけば、忘れ物や、電車に1本乗り遅れるなどのアクシデントがあっても遅刻せずにすみます。

当日は余裕をもって準備

家での準備は、かかる時間を見積もって、タイマーやアラーム機能を使います。スマートスピーカーも便利ですね。この時間設定を短く見積もらないことがポイント。例えば、準備に45分かかると思ったら、外出予定時間の1時間前にタイマーをセットしましょう。

15分前に到着！

アクシデントがなければ、余裕をもって到着。早めに着く心のゆとりを味わってください。余裕があれば、好きな音楽を聞くなど、すきま時間を有効に使えます。

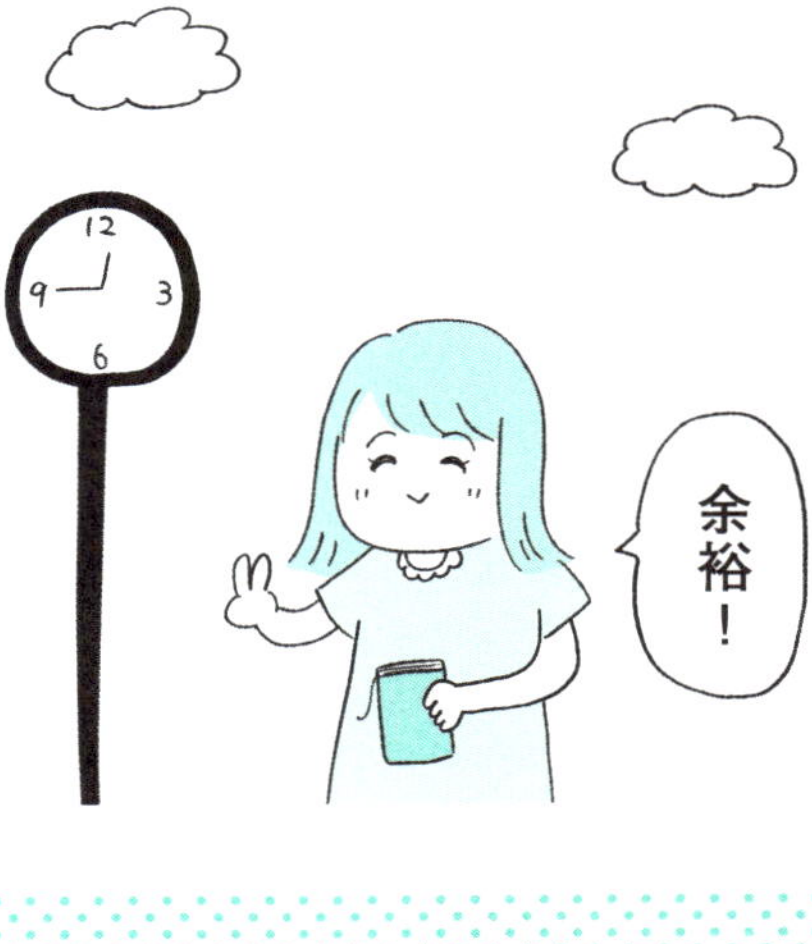

(ADHDかも?)

04

同時に2つ以上のことができず、家事でイライラしやすい!

Dさん(42歳・女性)

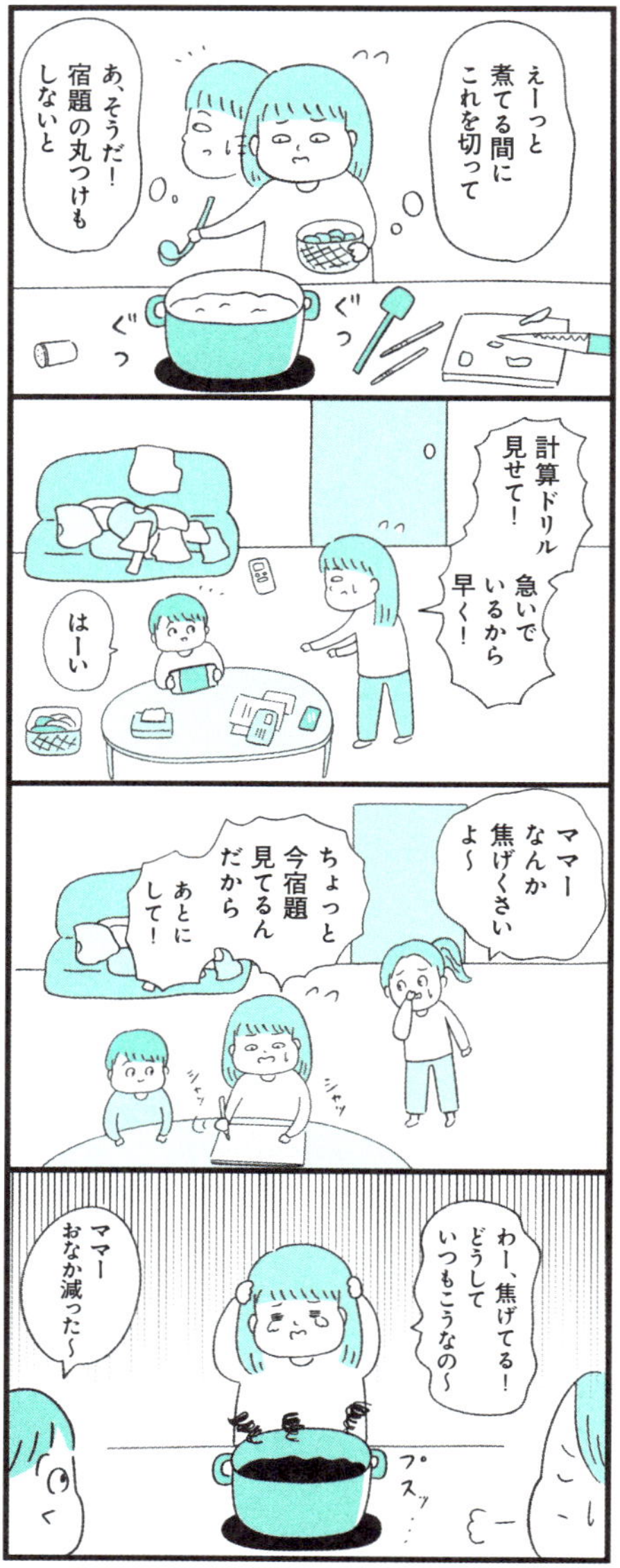
えーっと
煮てる間に
これを切って
あ、そうだ!
宿題の丸つけも
しないと
ぐつ
ぐつ
計算ドリル
見せて!
急いで
いるから
早く!
はーい
ママー
なんか
焦げくさい
よ~
ちょっと
今宿題
見てるん
だから
あとに
して!
シャッ
シャッ
わー、焦げてる!
どうして
いつもこうなの~
ママー
おなか減った~
プスッ

もしかして発達障害?

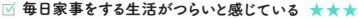

☑ **毎日家事をする生活がつらいと感じている** ★★★

☑ **お鍋を焦がすのは日常茶飯事** ★★★★

ADHDの人にとってルーティンな毎日の家事のくり返しは、多くのエネルギーを使うストレス要因。うまくいかないことが続き、自信をなくす悪循環に陥ってしまうこともあります。

ADHD

退屈な作業を淡々とこなすのが大の苦手

ＡＤＨＤの人は、**同時に2つ以上のことをこなすマルチタスクが苦手です。**これもワーキングメモリー（記憶のおぼん）が小さいため記憶の容量が少ないのです。Ｄさん（42歳）はお鍋を火にかけているときに、子どもの宿題を見るという別のことをしようとしました。ところが両方をいっしょにできなくて、お鍋を火にかけていたことは忘れてしまって、宿題に集中してしまったというわけです。定型発達の人は「お鍋はどうかしら」と気にしながら宿題を見ることができるのですが、ＡＤＨＤの人には難しいのです。

また、**多動性のため、すぐに気が散って別のことを始めてしまいがち、**そして、**衝動性のため、思い浮かんだ新しいことをしようとしてしまいます。**目新しく興味のあること、おもしろいことに対してはアイディアも出し、ワクワクした気持ちで集中力を発揮できますが、日常の業務やルーティンな単純作業はすぐ飽きてしまいます。「退屈」だと思うものほど、初歩的ミスが多くなり、別のことに興味が移りやすいのです。そして不注意になってミスが起こり、イライラ！　そんな悪循環に陥ってしまいがちです。

＼ラクになるコツ／

1つを終わらせてから次にとりかかる、を基本にしよう

２つのことを同時進行すると、それだけワーキングメモリー（記憶のおぼん）に負担をかけてしまいます。「あれ」と「これ」を同時進行で覚えておかなくてはいけないのですから。しかし、そのせいでミスが起こるとしたら、かえってタイパが悪いですね。**結局はひとつひとつ終わらせたほうが早い。**ということはよくあります。「あれもこれも」やりたくなるのは、そもそも目標設定が高すぎるということもあるでしょう。厳しくいうと「欲ばりすぎ」。あせらず、小さなタスクをひとつひとつこなす。**今日やることの目標を高くしすぎないことが大切**です。

家事に関しては、まずは火事を出さないということが大事。最近のガス台は自動消火機能がついていますからその点は安心ですが、火を使わないＩＨクッキングヒーターにすればさらに安心。道具や仕組みでムダなイライラが発生しないようにし、さらに安全を確保しましょう。

ADHD

うまくいくコツ

Tips

音楽を上手に活用しよう

その場にいることに飽きない工夫として、音楽を聞きながらお鍋のそばにいるのもいいでしょう。「この曲が終わるまで」と時間の目安にもなり便利です。そのときの音楽はほどよく聞き流せる程度のものがいいかもしれません。ADHDの人は夢中になりすぎてしまうかもしれないので、ちょうどよい音楽を自分で見つけてみて。

今日できるのはココまで！と割り切ろう

「全部終わらせよう」と高い目標を立てて同時進行しようとすると、
結局どれも終わらないということになりがちです。
目標は低く立てるのが基本、割り切って欲ばらないことです。

あれもこれもやる！と思うと……

結局何も終わらない

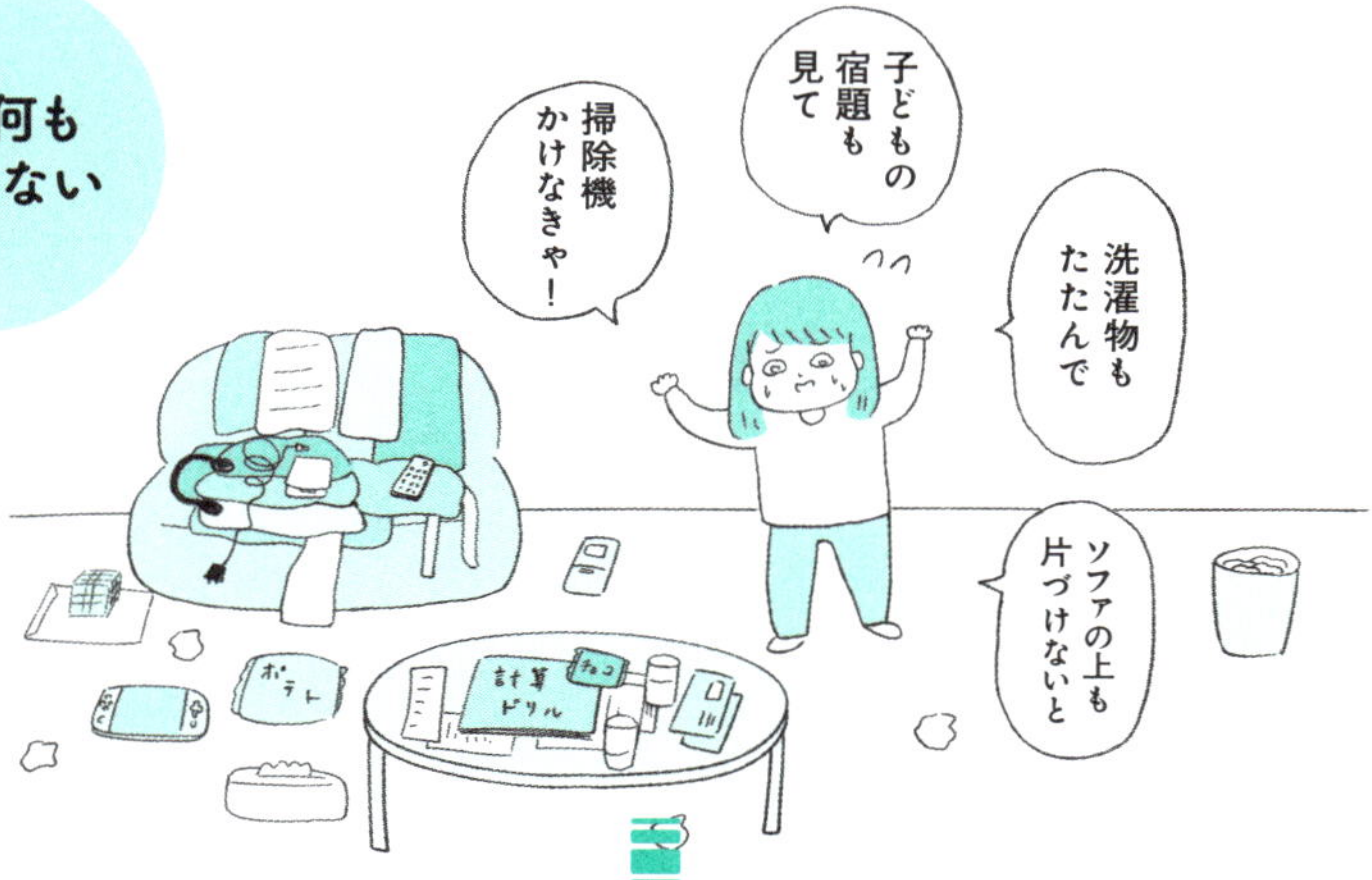

掃除機かけなきゃ！
子どもの宿題も見て
洗濯物もたたんで
ソファの上も片づけないと
ポテト
計算ドリル
チョコ

今日やるのはこの2つ！と決める

すっきりした♪

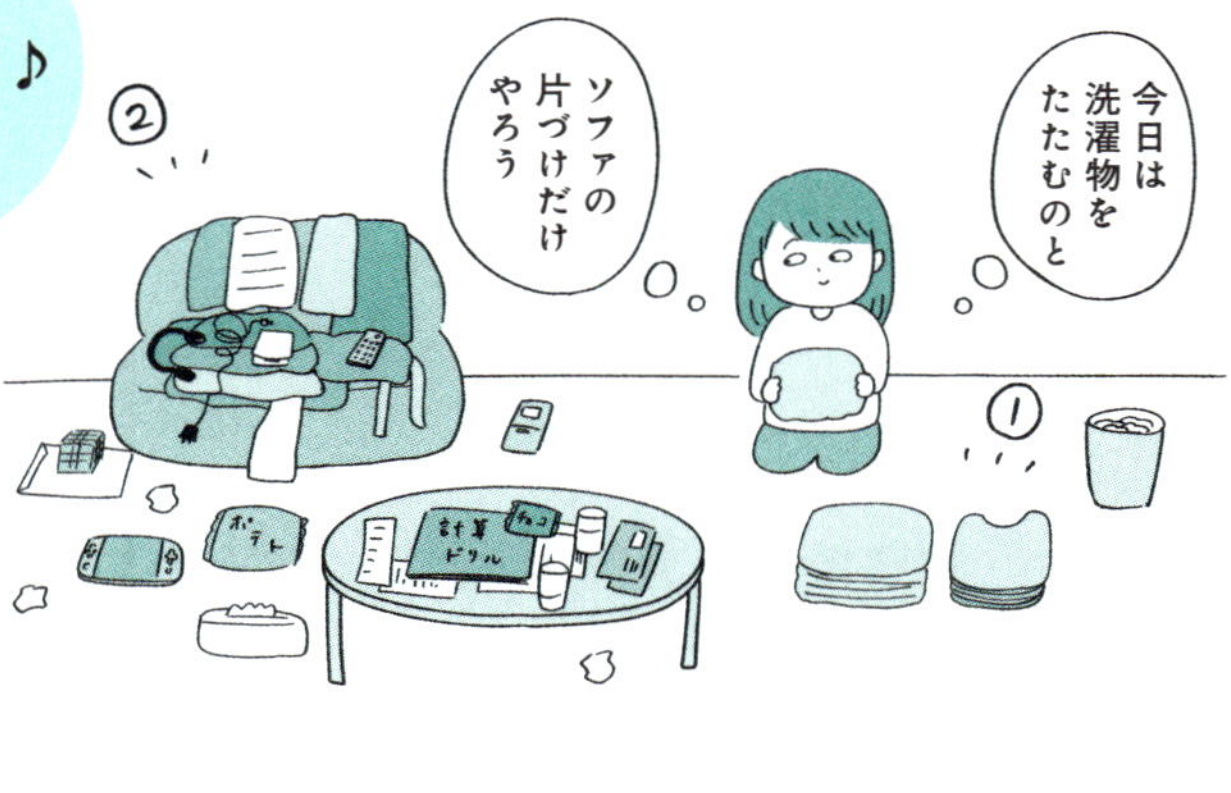

今日は洗濯物をたたむのと
ソファの片づけだけやろう
①
②
ポテト
計算ドリル
チョコ

(ADHDかも?)

05 ピン!ときた思いつきで行動するが、うまくいかずに挫折する

ADHD

Aさん（28歳・男性）

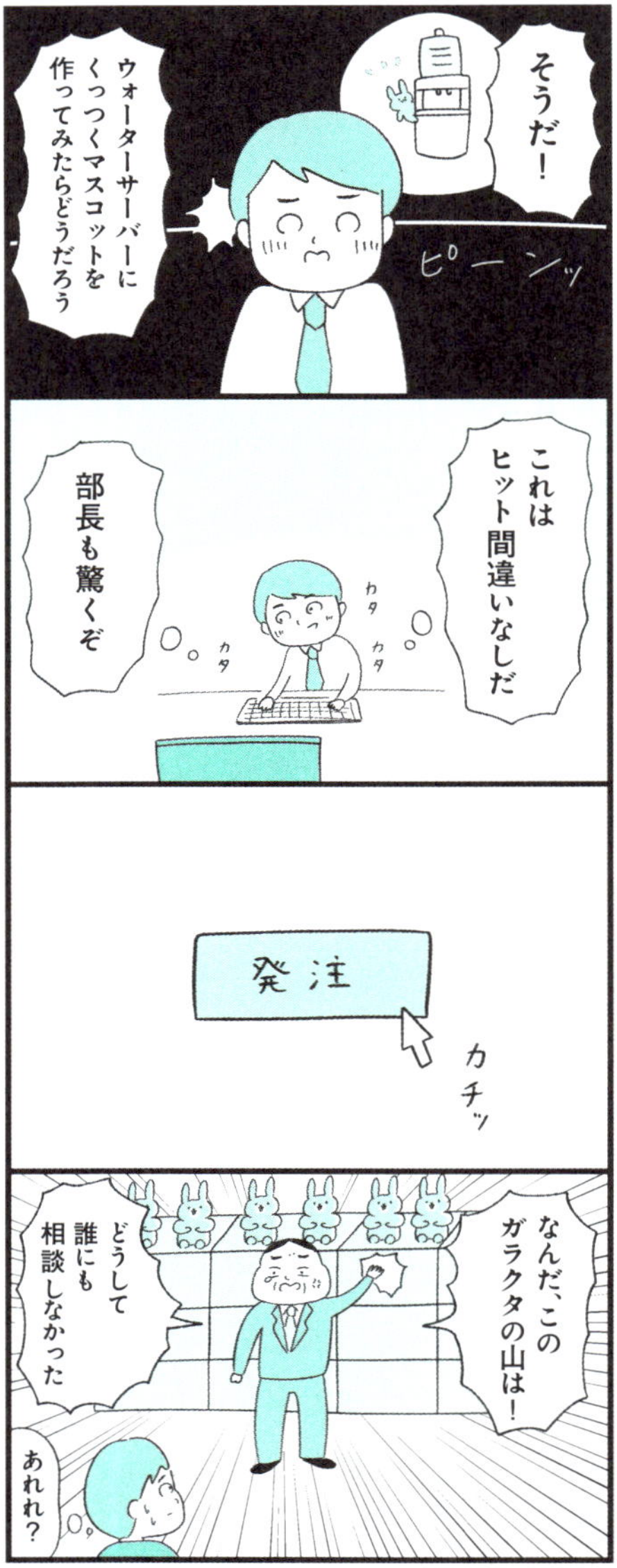
そうだ!
ウォーターサーバーにくっつくマスコットを作ってみたらどうだろう
ピーンッ
これはヒット間違いなしだ
部長も驚くぞ
カタ
カタ
カタ
発注
カチッ
なんだ、このガラクタの山は!
どうして誰にも相談しなかった
あれれ?

もしかして発達障害?

☑ **思いついたアイディアはすぐ人に伝えたい** ★★

☑ **仕事上でも重要な段取りをすっとばしてしまう** ★★★★★

ADHDの人は思いついたら、周囲の人の意見を聞かずに情熱のまま動き、引き返せない状況まで単独で突っ走ってしまうことがあります。

おもしろそうなことに意識が集中。だけど、地道な努力は苦手…

才気みなぎるアイディアや鋭いひらめきが魅力的なAさん(28歳)。ADHDの人には、こんなアイディアマンもいます。新しいプランがどんどん思い浮かび、周りから高い評価を受けることもあるでしょう。

ところが、**思いついたことをよく検討したり吟味したりするのが苦手。**さらに上司や仲間に相談せずに先走ってしまい、結果として失敗することもしばしば。せっかく行動を起こしてもちょっとした問題にぶつかると、すぐ「やっぱり無理かな」とか「もうめんどうだ」と投げだしたり、あきらめてしまったりもします。

あれもこれもできると考え、いくつもの仕事を行うけれど、**おもしろそうなものに意識を奪われて、肝心の用件をあと回しにしてしまったり、地道な努力を怠ってしまったりする**のもよくあること。業務を遂行する際に欠かせない準備作業や粘り強い交渉などが苦手で、せっかくの企画が中途半端になってしまうこともしばしばです。

＼ラクになるコツ／

単独行動はNG！ほう・れん・そうを心がけよう

会社での仕事は、チームワークが肝心。まずは**必ず上司や周囲の仲間に相談することを肝に銘じましょう。**自分にADHD傾向があると自覚しているのならなおさら、先走らず、単独行動せず、要所要所で確認をとることが大切です。うっかりミスの多いADHDの人は、定型発達の人以上に、リスクを避けるためにも誰かに相談し、チェックを受けながら行ったほうが安全です。**いわゆるほう・れん・そうを行うことが大事なのです。**ほう・れん・そうとは、報告・連絡・相談のことで、仕事でのコミュニケーションの基本です。

また、最近では会社のコンプライアンス違反が、これまで以上に大きな問題に発展するようになっています。よかれと思って自己判断してやったことによる、予期できないトラブルや事故を未然に防ぐためにも、**情報共有はますます大きな意味をもっているといえるでしょう。**

周りのサポート

Tips

情報共有の仕組み作りを

ADHD傾向のある部下がいる場合、上司は仕事の進捗をしっかりとチェックする必要があります。普段から重要なメールはCCを入れて共有する、進捗報告のミーティングを定例で行うなど、ほう・れん・そうがスムーズにできる仕組みを作って、お互いにストレスなく仕事ができる環境を整えましょう。

報告することで、仕事のクオリティも上がる

せっかく思いついたアイディアをよりよい形で実現するためには、複数の人の意見をとり入れる必要があります。多くの人の目に触れて、たくさんの意見を受けて改善していくことで、成功に近づいていくのです。

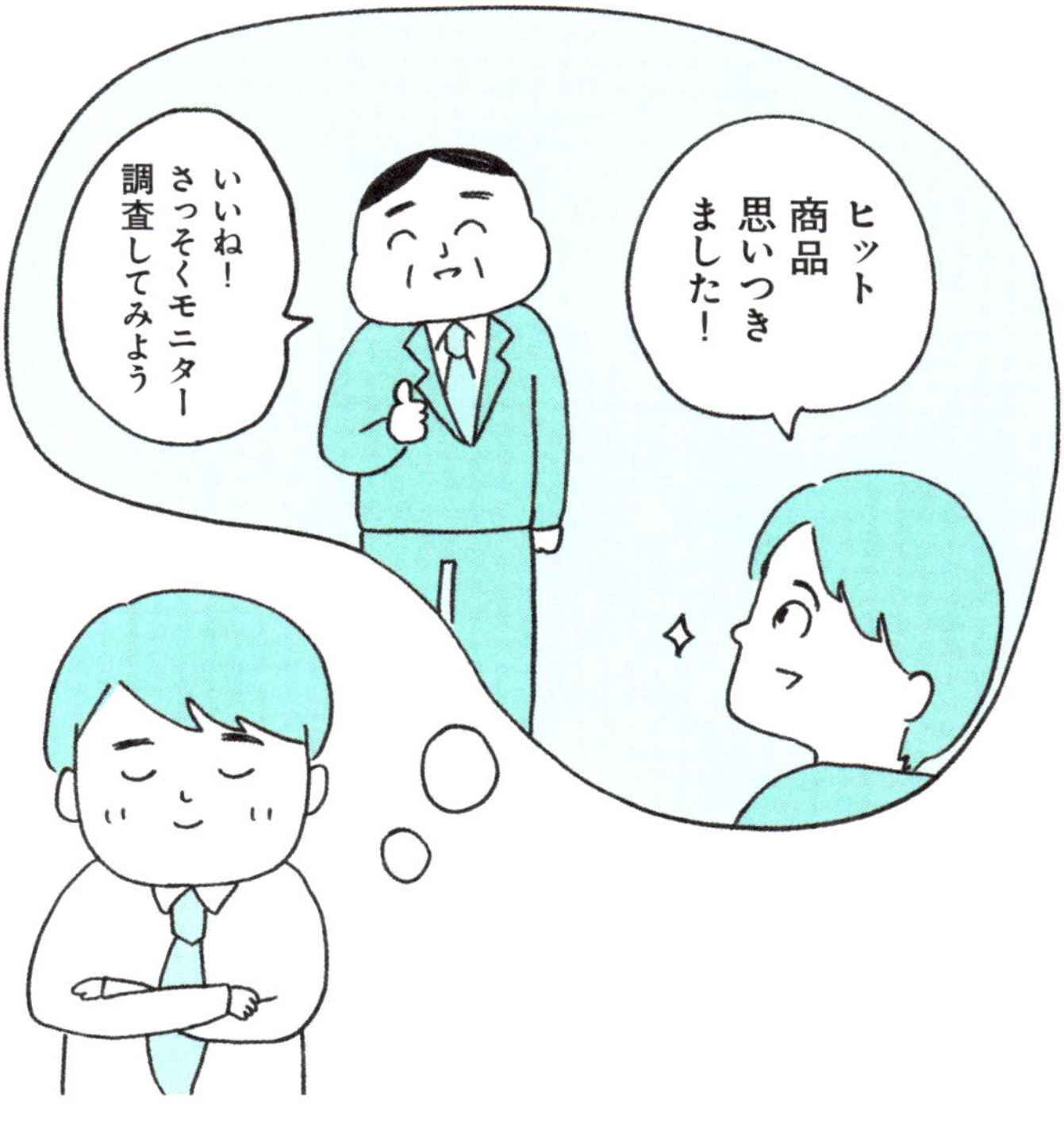
ヒット商品思いつきました！
いいね！さっそくモニター調査してみよう

× 思いついたアイディアはすぐに行動に移す

◎ 上司や周囲の仲間に相談してから実行する

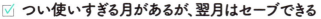

（ADHDかも？）

06 お金の計画的な管理ができず、衝動買いが多い

Cさん（28歳・女性）

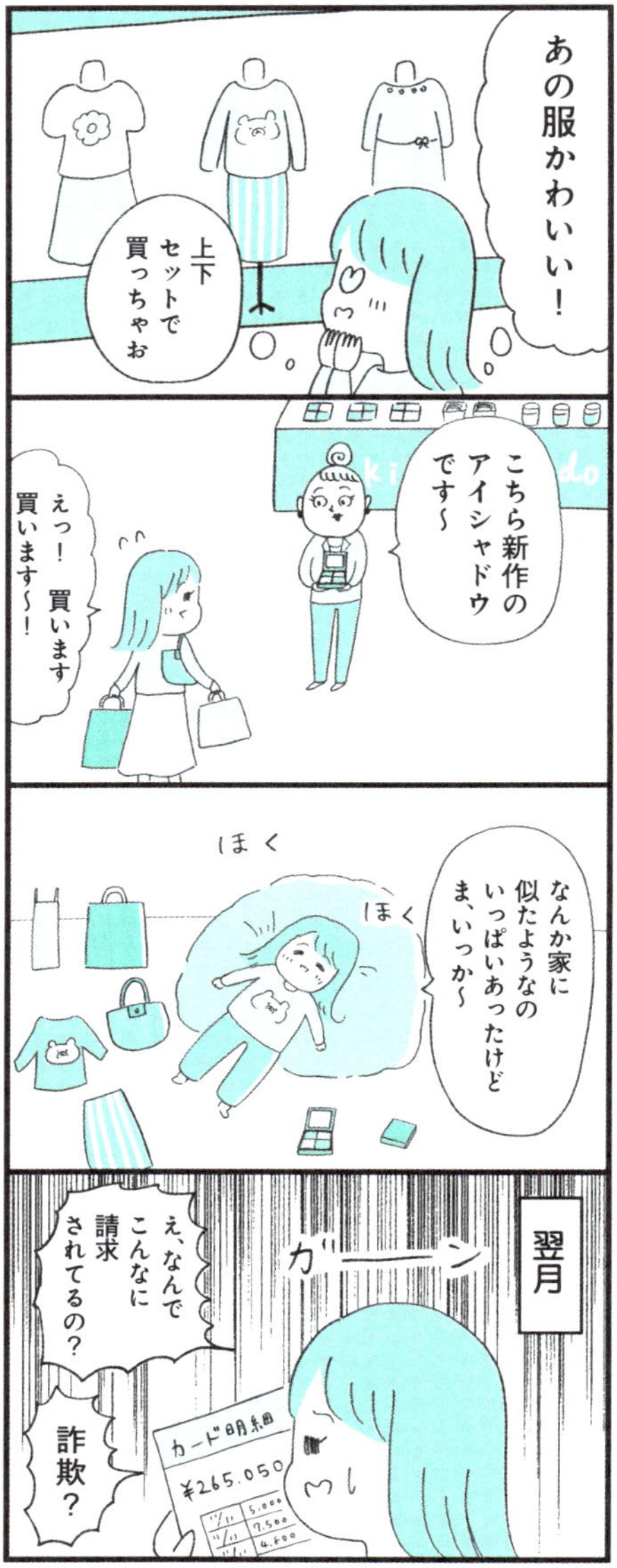
あの服かわいい！
上下セットで買っちゃお
こちら新作のアイシャドウです〜
えっ！ 買います買います〜！
なんか家に似たようなのいっぱいあったけどま、いっか〜
ほく ほく
翌月
ガーーン
え、なんでこんなに請求されてるの？
詐欺？
カード明細
¥265,050

もしかして発達障害？

- ☑ つい使いすぎる月があるが、翌月はセーブできる ★★
- ☑ カードの使いすぎで何度か残高不足になった ★★★★★

衝動のコントロールが弱いADHDの人は、がまんが苦手。使いすぎがマズいことをわかっていながらセーブできず、請求金額を見てビックリということが起こります。

その場の「欲しい」を優先しがち

ADHDの人は、買い物に出かけると気持ちが大きくなり、判断ミスをしてしまいがちです。**衝動のコントロールが苦手**なため、目の前に欲しいものがあると、Cさん（28歳）のように洋服や化粧品をよく吟味せずに買ってしまったりします。実は他にもっと必要なものがあっても、それをその瞬間は忘れてしまったり、頭の片隅に追いやってしまったりしているのです。使う予定のある大切なお金を、衝動買いで使ってしまうこともあります。**計画的にお金を使わなければならないとは思っておらず、**場合によってはクレジットカードの返済が追いつかなくなることもあります。

将来に備える貯金も苦手なので、頭金がなくてローンを組めなかったり、頭金なしでOKの住宅ローンを返済能力を考えずに借りて、結局手放すことになってしまったり……。また、すすめられると断るのが苦手な性質の人もいるので、買う必要のない高額なものを強引に売りつけられるなど、**とにかく金銭面でのトラブルには注意が必要です。**

＼ラクになるコツ／

現金主義がおすすめ。勢いで買ってしまわないこと

お金の使いすぎ防止のためには、使いすぎない仕組みを作ってしまうことです。クレジットカードは使いこなすと便利ですが、まだ手元にないお金で買い物できる、つまり借金です。また、リボ払いにすると高い利息を払う危険もあります。ADHDの人の**衝動買い予防にいちばんおすすめの方法は、カードを使わない現金主義に変えることです。**もしくはPayPayなどの決済アプリに決めた金額だけを入金し、けっしてそれ以上の金額は使わないようにしましょう。

欲しいものを目にするとセーブできないのなら、まずはクレジットカードを使うのはやめて、デビットカードを使うようにしましょう。デビットカードなら、支払ったときにその金額が同時に銀行口座から引き落とされます。

周りのサポート

Tips

「買う前にLINEして！」と伝えよう

衝動買いを減らすには、即決せずに、いったん考える時間をおくことです。普段から、「買い物するときは、LINEでいいから相談して」と伝えておきましょう。買いたい衝動が起きても、時間をおけばやがてその波も収まるかも。相談するうちに脳をクールダウンさせ、本当に必要なものなのかどうか、冷静になることができます。

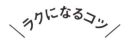

衝動買いを防ぐには

STEP 1 衝動買いは月に○円までと決める

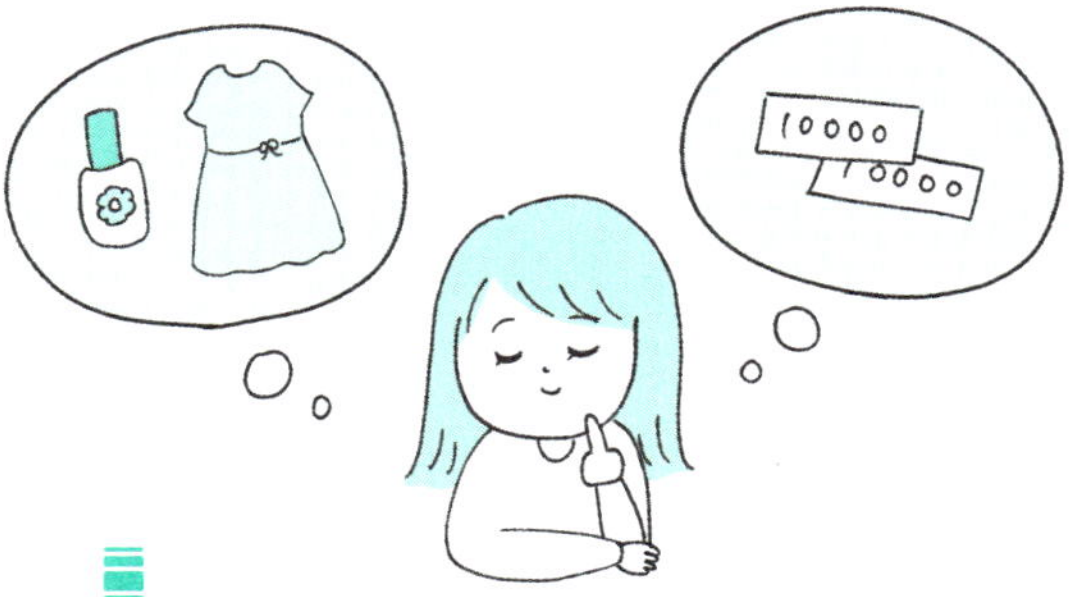

実際に自分の口座にある余裕資金を元に金額を決めましょう。クレジットカードは、使うたびに通知が来たり、いつでも使用金額がチェックできるものなど、使った金額を把握しやすいサービスのあるものを選ぶといいですね。

STEP 2 クレジットカードをデビットカードに変える

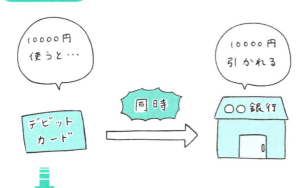

デビットカードは、お店でのカードでの支払いと同時に銀行口座から引き落とされる仕組みのカードです。すべて一括払いでキャッシング機能はありません。持っているお金以上は使えないので安心です。

STEP 3 カードを使わない現金主義に

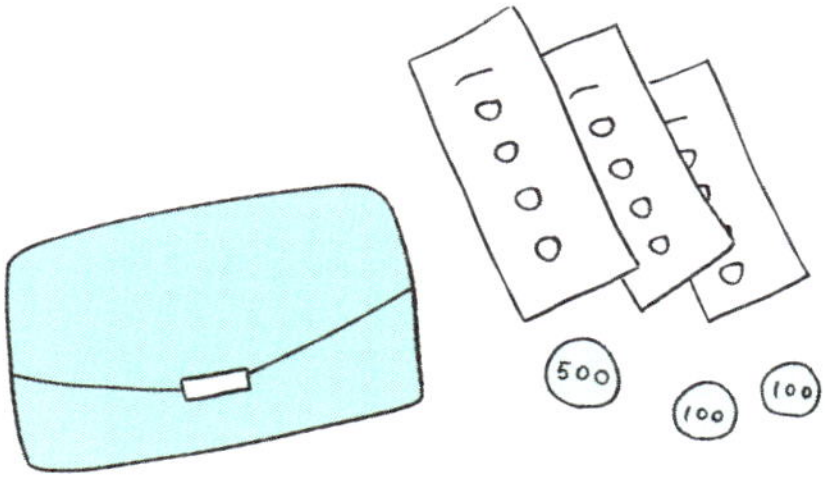

使いすぎ防止の意味でいちばん安全なのは、現金主義。手持ちの現金がなければ買いたいと思ってもすぐ買えない、その時間を脳のクールダウンにあてるのです。

（ ADHDかも？ ）

07 ハイキングの日程を間違えた！ せっかちで、早とちりがひどい

Eさん（33歳・女性）

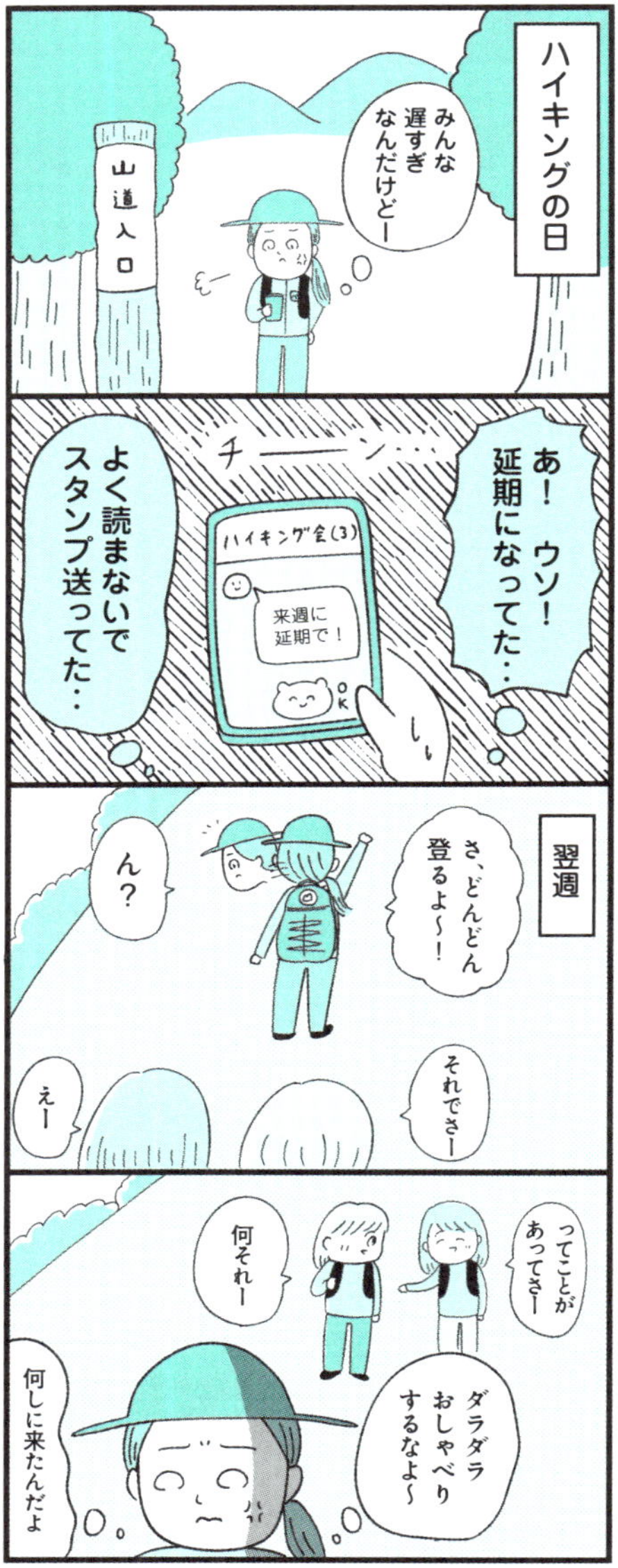
ハイキングの日
山道入口
みんな遅すぎなんだけどー
あ！ ウソ！ 延期になってた・・
チーーーン・・・
ハイキング会(3)
来週に延期で！
OK
よく読まないでスタンプ送ってた・・
翌週
さ、どんどん登るよ～！
ん？
それでさー
えー
ってことがあってさー
何それー
ダラダラおしゃべりするなよ～
何しに来たんだよ

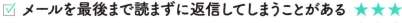

もしかして発達障害？

☑ **メールを最後まで読まずに返信してしまうことがある** ★★★

☑ **集団行動にイライラし、先に帰りたくなることがある** ★★★★

ADHDの人は早とちりすることが多く、メールやLINEのやりとりでもミスを犯しがち。また、集団のペースに合わせるのが苦手なタイプの人もいます。

ADHD

衝動性が「せっかち」となってあらわれる

せっかちで早とちりすることが多いEさん（33歳）には、メールやLINEのやりとりを最後まで読まない困ったクセがあります。先日も変更を知らせるLINEのやりとりを最後までよく読まなかったためにハイキングの日程変更に気づかず、違う日に行ってしまいました。**不注意と衝動性のせいでやりとりの全体を見ないで判断**し、かってに思い込んでしまったようです。**ADHDの衝動性は「せっかち」という特性となってあらわれることがあります。**また、ADHDの人は集中力に問題があり、事務連絡のメールなどを最後まで注意深く読むのが大変なのです。

結局、後日に行くことはできましたが、楽しいはずのハイキングで、今度はみんなの歩みが遅いことにイライラしてしまいます。ADHDの人の中には、人とペースを合わせるのが難しく、**集団行動が苦手なASD的な傾向をもつ人も**います。待つのも苦手なため、「早くして！」と周囲をせかしたり、あからさまにイライラしてしまったりということが起こるのです。

ラクになるコツ

「○月○日○時だね、ＯＫ！」。オウム返しで返信を

メールやＬＩＮＥのやりとりはきちんと最後まで目を通して、最後の句点まで読むように気をつけましょう。自分は早とちりしがち！　ということを普段から意識して、声に出してチェックしたり指さし確認したりする習慣をつけるのもいいですね。目で文字を読むことと、読んで耳から聞こえることとでダブルチェックになるからです。また、**視覚的に確認するとミスを防ぎやすい**ので、ＡＤＨＤの人のスケジュール管理には、スマホのスケジュールに加えて、カレンダーなどの紙に記入して両方で確認することをおすすめします。

さらに、ＬＩＮＥやメールに返信するときに、「○月○日○時に○○駅に集合、了解しました」と確認しながら書いて送ると、思い違いがあれば相手が指摘してくれ、気づくことができますね。

ADHD

うまくいくコツ

Tips

日にちが近づいたら誰かに確認する

メンバーの誰かと、「今週の土曜だよね?　レインコート持っていく?」など、念のため事前に連絡をとり合い、確認することもおすすめです。早とちりしやすく、忘れっぽい自分の弱点をフォローしてくれる友人を頼るのもひとつの手です。ただし、感謝の気持ちを伝えることは忘れずに、いい関係を築きましょう。

自分で文字を入力することで記憶に残る

LINEの文字を目で見るだけではなく、自ら入力することで、
間違いに気づくきっかけを増やします。また、覚えておくべきことは、
記憶に残りやすくなります。転記ミスにも気をつけ、
カレンダーなどには色分けして書くこともおすすめです。

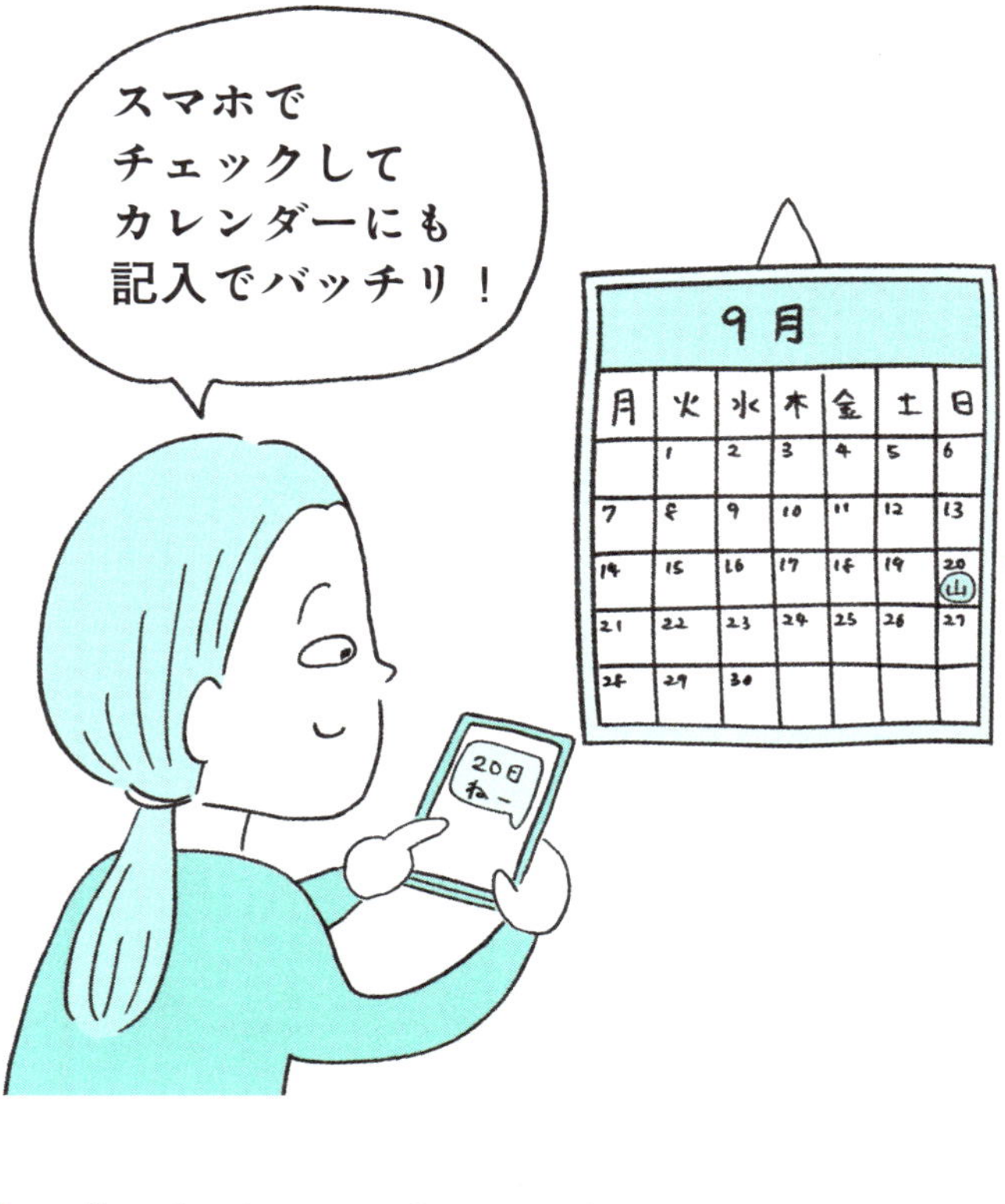

スマホで
チェックして
カレンダーにも
記入でバッチリ！
9月
月 火 水 木 金 土 日
山
20日

✕ 「了解」などと短く返事をしたり、スタンプを送ったりする

◎ 「ハイキングは○月○日○時○○駅に集合、了解」などとくり返す

(ADHDかも?)

08 外出時にイライラしやすいお父さんに家族はうんざり

Fさん（57歳・男性）

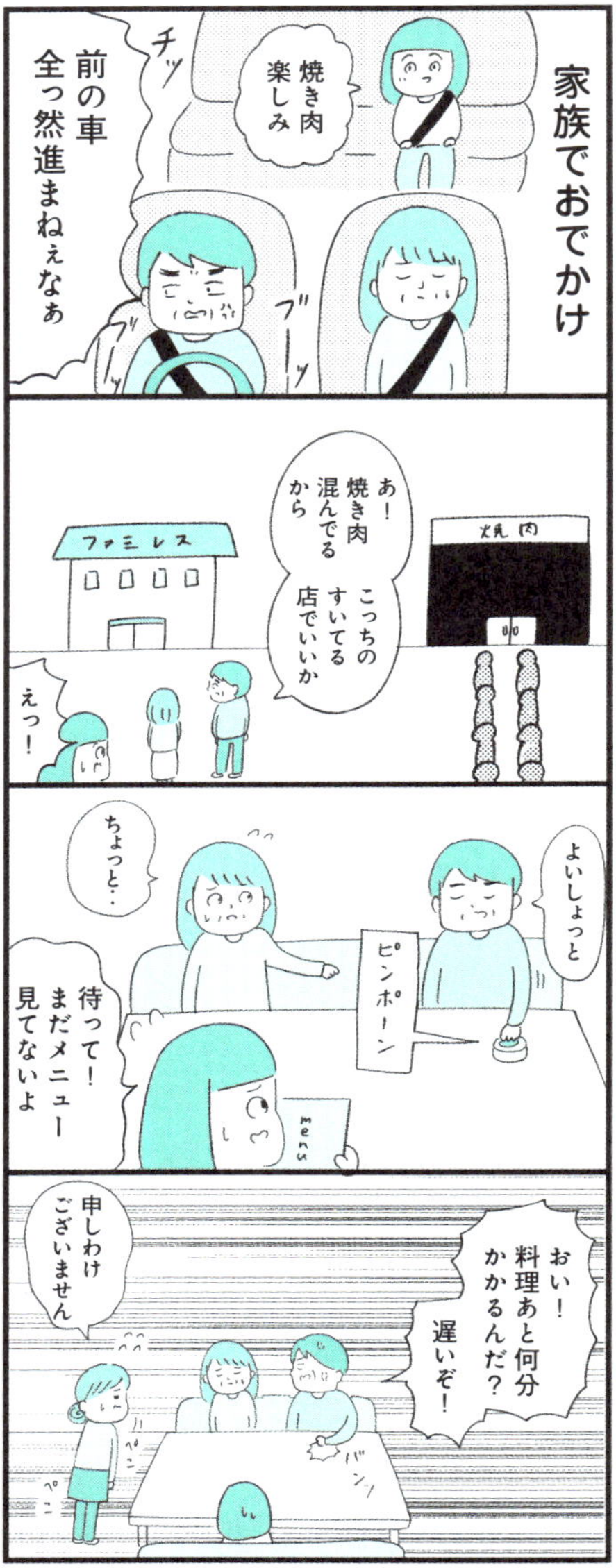
家族でおでかけ
焼き肉楽しみ
チッ
前の車全っ然進まねぇなぁ
あ！焼き肉混んでるから
こっちのすいてる店でいいか
焼肉
ファミレス
えっ！
よいしょっと
ピンポーン
ちょっと…
待って！まだメニュー見てないよ
menu
おい！料理あと何分かかるんだ？
遅いぞ！
申しわけございません

もしかして発達障害?

- ☑ **飲食店で並ぶのがイヤ。すいてる店でいい** ★★
- ☑ **他の人がメニューを選ぶ時間もイライラ** ★★★★

落ち着いて待つことが苦手なのは、ADHDの特性のひとつ。ADHDの子どもは、イライラすると足をバタバタ動かしたりしますが、大人でもそういった行動をとる人もいます。

お父さんのイライラは、家族の健康にも影響を与えます

いっしょにいる家族はいつもイライラして怒っている姿を見て、嫌な気分になってしまいます。ちょっとしたことでも怒るので、その人を怒らせないように周りはピリピリしたりおどおどしたり。せっかく楽しみのために出かけても、楽しむどころではありません。さらに家族の心身の健康にも影響をおよぼすのです。子どもは自己肯定感が低くなったり、常に不安にかられたり、大人になっても心の悩みを抱えたりする人もいます。

交通渋滞や、興味のない買い物につきあうのは、誰でも多少ストレスを感じるものですが、**ＡＤＨＤの人は定型発達の人の何倍も強くイライラしてしまうのです。**またささいなことで「そこまで怒る？」と周りの人が引くほど感情的になってしまうのは、**脳の司令塔である「前頭前野」などがうまく働かないせい。**定型発達の人は「ここは黙ってがまんしたほうが得」「怒ってもしょうがない」などと、理性的な考えが働いて自分を抑えることができますが、ＡＤＨＤの人はその機能がうまく働かず、刺激に即座に反応してしまうのです。また、イライラすると血管内にストレス物質が流れますから、長い目で見ると健康面でも損。イライラしないほうがトータルで自分の得ということを、ぜひ覚えておいてほしいです。

＼ラクになるコツ／

ムカつくことは、トイレにジャーッと流すイメトレを

腹を立てそうになったら自分にかけてあげる言葉を用意してみましょう。例えば「たいしたことじゃない」「イライラしない自分はかっこいいぞ」「こんなのはよくあることだ」「大人はこんなことでは動じない」などなど。**自分に響く魔法の言葉をいくつか用意しておきましょう。**

また、「推し」やペットの写真など、気持ちが落ち着くものを見るのもおすすめ。オフィスだと休憩室に行ってコーヒーを飲んだり、自宅でなら近所に散歩に出たり、その場を離れるのも効果的です。

それでもムカムカが収まらないときの方法を1つお教えします。目をつぶって頭の中にトイレをイメージし、そこにムカつくことを投げ込み、**勢いよくジャッーと流すシーンを想像するのです。**水といっしょにきれいさっぱり!……とまではいかなくても、不思議とイライラが減っていることを感じられると思います。

周りのサポート

Tips

愛情キャンディをプレゼント

われに返るきっかけとして、“愛情キャンディ”や“愛情ミント”をポケットに用意しておいて、いざとなったら渡してあげるようにしましょう。子どもだましのようですが、これが案外効果的。周りの人からのポジティブな働きかけが、気持ちを切り替えるきっかけになるようです。

イライラしそうなときの「切り替え方法」を用意しよう

イラッとしそうになったら、まずはそんな自分を客観的に見つめます。
そして、気持ちを切り替えるきっかけになる行動をとったり、
自分に言葉をかけてあげましょう。

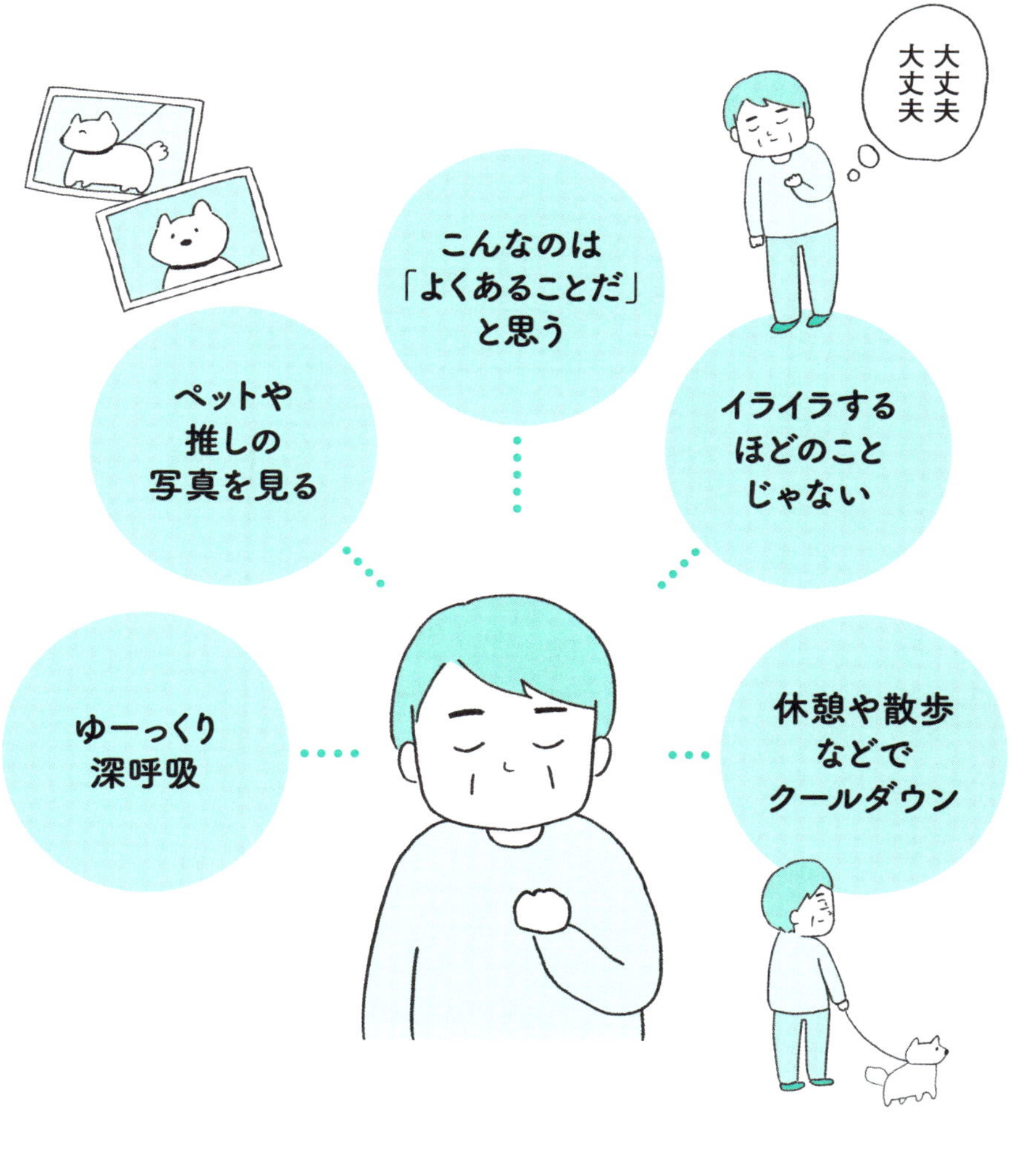
大丈夫
大丈夫
こんなのは「よくあることだ」と思う
ペットや推しの写真を見る
イライラするほどのことじゃない
ゆーっくり深呼吸
休憩や散歩などでクールダウン

（ ADHDかも? ）

09 頭の中でそわそわして、会議中も落ち着きがない

Eさん（33歳・女性）

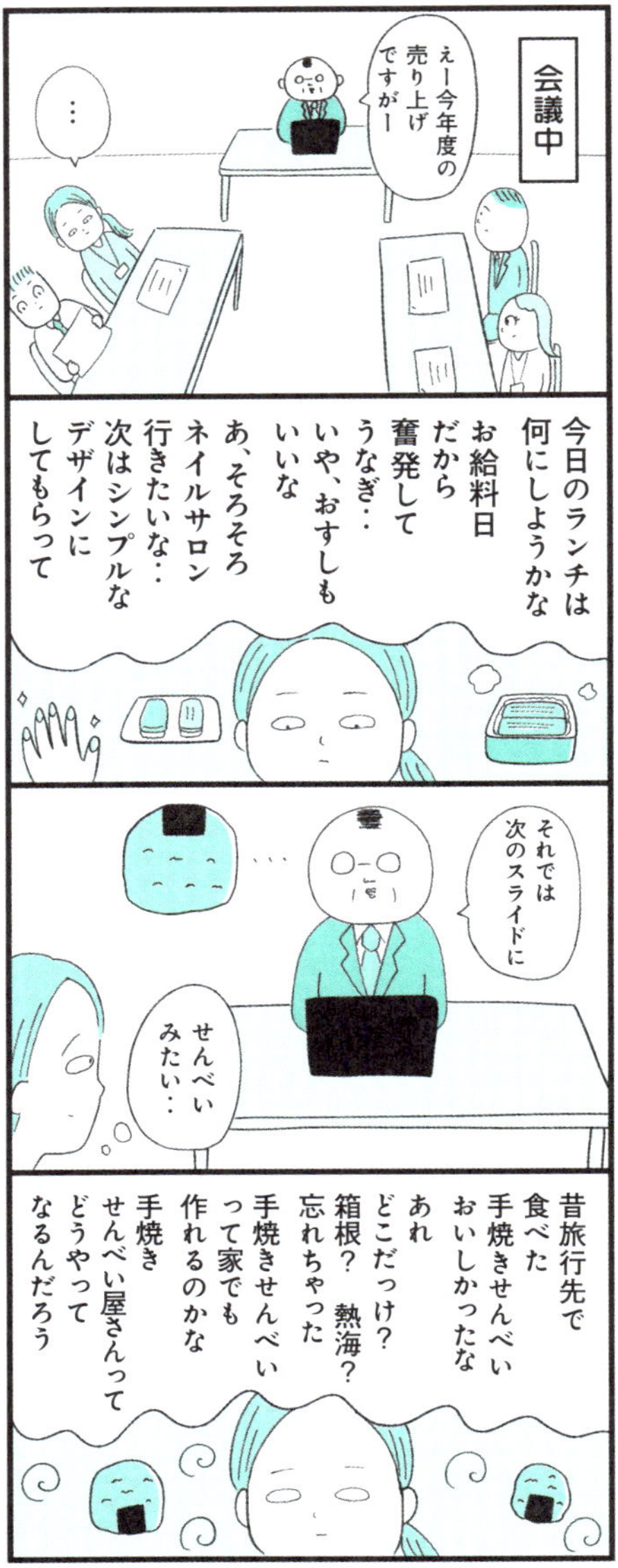

会議中
えー今年度の売り上げですがー
…
今日のランチは何にしようかな お給料日だから奮発してうなぎ‥ いや、おすしもいいな あ、そろそろネイルサロン行きたいな‥ 次はシンプルなデザインにしてもらって
それでは次のスライドに
…
せんべいみたい‥
昔旅行先で食べた手焼きせんべいおいしかったな あれどこだっけ? 箱根? 熱海? 忘れちゃった 手焼きせんべいって家でも作れるのかな 手焼きせんべい屋さんってどうやってなるんだろう

もしかして発達障害?

- ☑ **じっと座っている会議は苦手** ★★
- ☑ **会議で発言中の人をさえぎって話し始める** ★★★★

長時間じっと座って話を聞くことはADHDの人にとって苦行。がまんができず、人が話している途中に自分の意見を発言をし始めてしまうこともあります。

ADHD

物理的には立ち歩いていなくても頭の中では常に思考がウロウロソワソワ

ＡＤＨＤの特性は人によっていろいろですが、年齢とともにあらわれ方が変わります。ＡＤＨＤといえば、教室内を立ち歩いたりする小学生をイメージしていませんか？　これは「多動性」のあらわれです。年齢が上がるにつれ立ち歩きなどは減り、多動性は目立たなくなっていきます。けれどもそれで多動性がなくなったかというとそうではありません。大人になって物理的な体の動きが収まってきても、**多動性の強い人は頭の中ではウロウロソワソワ忙しいことが多いのです。これを「マインドワンダリング」と呼びます。**

次々と違うことを考えてしまうのですから、気が散りやすく、人の話を聞いていないことがよくあるのです。Ｅさん（33歳）も退屈な会議で、ついつい頭の中でウロウロソワソワしていますね。連想ゲームのようにどんどん考えが次のことへ移り変わっていってしまうのです。また、黙っているかと思いきや、今度は自分が話したいと思ったことをがまんすることができず、人の話をさえぎって発言を始めてしまうこともあります。**集団で「秩序立った対話をする」という会議が、ＡＤＨＤの人には苦手なのです。**

＼ラクになるコツ／

今、考えるべきことを書き出しながら集中する

頭の中でウロウロソワソワ。**よけいな思考から抜け出すには、今考えるべきことに絞って、紙に書き出してみる**のがおすすめです。例えば会議中なら、その議題となっているテーマをまず書く、そして、他の人の発言で重要と思うことをメモ。自分で思いついたアイディア、疑問点などをメモ。といったように箇条書きしていくのです。**手を動かして、文字を眺めて思考を集中させることにより、他のことに気がそれるのを防ぐ**ことができます。

大人になってからも足を何度も組みかえたり、ボールペンをくるくる回したりと、行動上での落ち着きのなさが見られ、周りを落ち着かなくさせてしまう場合もあります。会議は事前にお願いして、終了時間をあらかじめ決めて、長くなる場合は休憩をはさむなどの配慮をしてもらえるといいですね。

周りのサポート

Tips

会議中の具体的な役割の分担を

苦手な会議を前向きに乗り切ってもらうために、記録係や、提案についてプレゼンする係など、役割を決めておくのがいいでしょう。また、そもそも会議は決めるべき議題を絞って、決めた時間内で行うことが大事です。それは、ADHDの人のみならず、チーム全体の効率的な仕事にもつながるのではないでしょうか。

苦手をフォロー、助け合える人を探そう

ADHDの人の中には、斬新なアイディアを出せたり、
発想力にすぐれている人もいます。ただ、思いつきや最初の勢いはあるのですが、
その後が課題。仕事に必要な継続力や地道な努力が苦手なのです。
うまく役割分担ができるといいですね。お互いの個性を認め合い、
弱点を補完し合える相棒のような人に恵まれると理想的です。

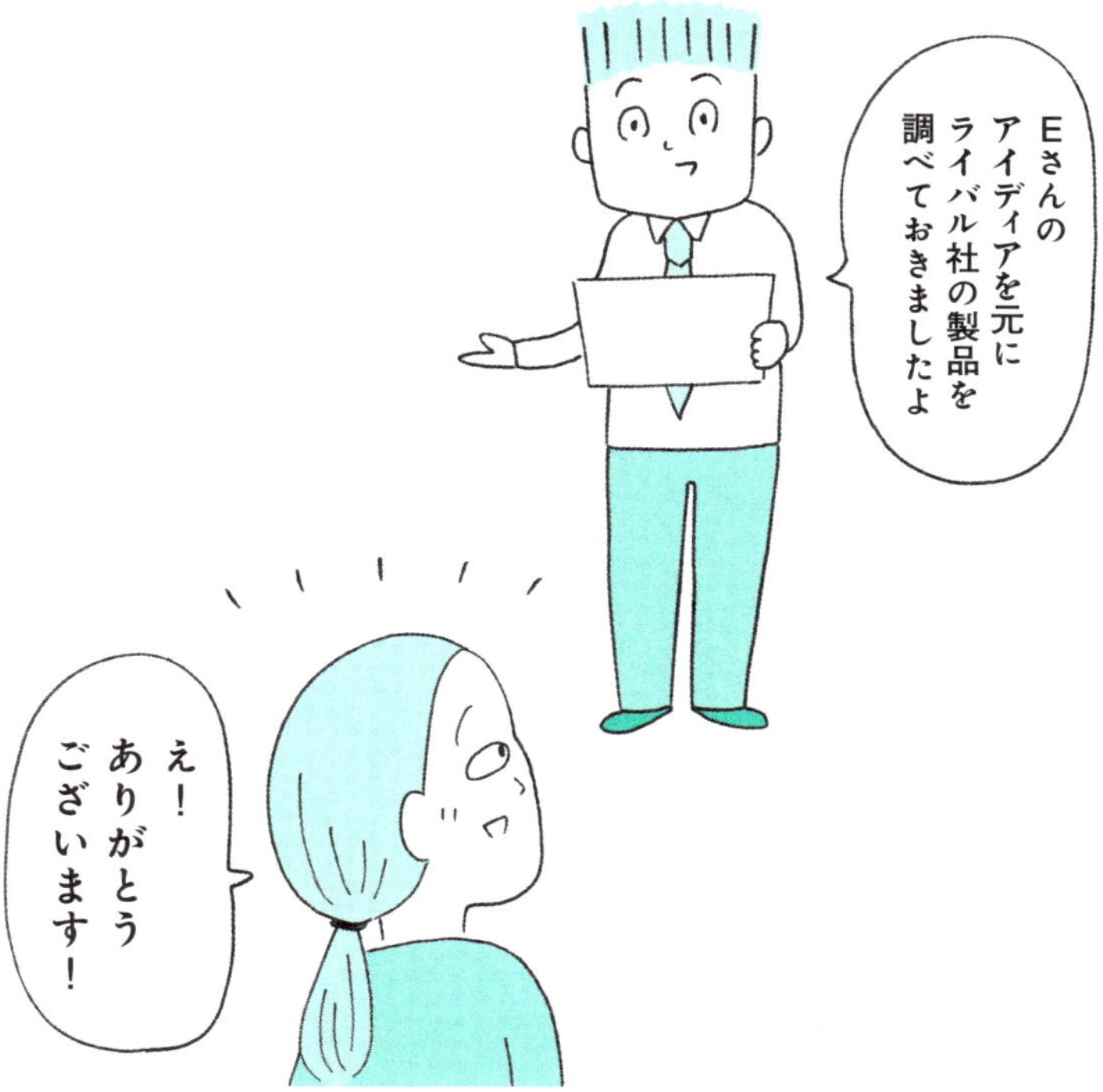
Eさんの
アイディアを元に
ライバル社の製品を
調べておきましたよ
え！
ありがとう
ございます！

✕ **仕事なんだから、フォローしてくれて当然**

◎ **「ありがとう」の感謝をいつも忘れない**

(ADHDかも?)

10 事務的なことが苦手で、締め切りに間に合わない

Bさん（38歳・女性）

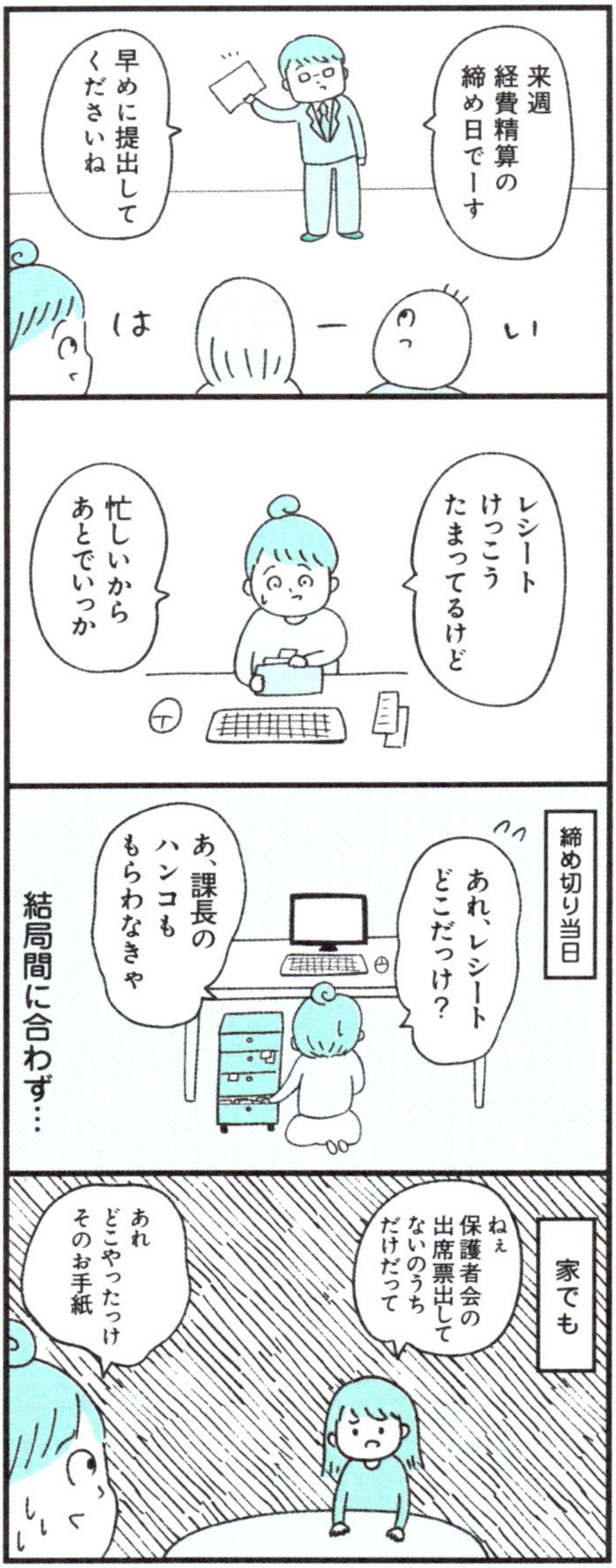
来週経費精算の締め日でーす
早めに提出してくださいね
はーい
レシートけっこうたまってるけど
忙しいからあとでいっか
締め切り当日
あれ、レシートどこだっけ?
あ、課長のハンコももらわなきゃ
結局間に合わず…
家でも
ねぇ保護者会の出席票出してないのうちだけだって
あれどこやったっけそのお手紙

もしかして発達障害?

- ☑ **経費精算、学校の書類などの提出がよく遅れる** ★★★
- ☑ **書類が見つからず「私はダメ人間」と自己嫌悪に** ★★★★

忙しい毎日、細かな書類提出をうっかり忘れて遅れてしまうこともあるでしょう。しかし、ADHDの人はその頻度があまりにも多いので、自分を責めてしまいがちです。

ADHD

「ちょっとめんどう」な気持ちから どんどんあと回しに

会社員のBさん（38歳）は、経費の精算にミスが多いのが困りもの。期日によく遅れるし、出しても記入漏れや印鑑のヌケなど、毎回ミスがあります。あと回しにして月末締め切りギリギリに「やらなくちゃ」と思うものの、そこからレシートさがし……間に合うはずがありません。

大人はさまざまな事務処理が求められますが、ADHDの人はこれが苦手です。なぜ、事務的なことができないかというと、**単純作業やくり返し作業に飽きやすいため、集中力が続かない**のです。難しいことではなくても、「ちょっとめんどう」「今忙しいからあとで」「まだいいか」と**あと回しグセが出てしまいがち。**そして、忘れてしまうということになりがちです。さらに、いざやろうというときに片づいていない机から、必要書類をさがすのにまたひと苦労。あわててやるからミスも多くなってしまいます。

何度もミスをくり返すのを見て、周囲の人からは、反省がない、やる気がないと思われてしまうこともあります。

＼ラクになるコツ／

簡単なことでいいので、1つずつ「完了グセ」をつけよう

興味がもてないとなかなかとりかかれないうえに、やり始めてもすぐに興味が他へ移ってしまう。この性質を乗り越えるためには**〝TODO（やること）リスト〟を作り、とにかく最後までやるクセをつけることです。**コツは、書かなくてもできそうな簡単なこともあえてリストに入れること。そして、1つ終わるたびに「よし完了！」と声に出して、達成感を味わいましょう。すると、モチベーションが維持できて、次のことにもとりかかりやすくなります。

それができてくると、**やるべきことは、実はすぐやってしまうのが、いちばん簡単でラクな方法**だということを実感できるでしょう。すぐにやれば簡単なのに、あと回しにすることで難しくなってしまうのはよくあることです。

周りのサポート

口頭で伝える＆メモでリマインドを

Tips

提出書類の締め切り3日前に、リマインドしてあげるといいでしょう。直接、口頭で伝え、さらにメールするなど複数の方法で伝達すると、確度も上がります。また、いちばん効果的なのは大きめの目立つ色のメモに書いて渡すこと。ADHDの人は聞いたことを忘れがちなので、「見える化」することが効果的です。

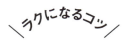

事務的なことをサクサク進めるコツ

1 やる気スイッチを入れる方法をもつ

「めんどうくさい」から脱出するために、それをすると「こんないいことがある！」ということを考えてみましょう。それがモチベーションになります。もしメリットが見つからないのなら、しないと困ることを考えてみて。その逆がメリットになるというわけです。そうして、やる気スイッチを入れてみましょう。自分の気分を盛り上げるため「〜したい」と声に出してみるのも効果的。言葉の力で自己暗示にかけ、気分を変えていくのです。

2 することを全部書き出す

進まない理由のひとつは、何から手をつけていいかわからないことにもあります。まずは、するべきことの全体を把握するために、書き出してみましょう。そして、締め切りの日付も記入し、完了するとチェックをつけていきます。チェックがつくたびに達成感を味わうことができ、すべてが終わってメモを捨てるとき、すがすがしい気持ちになれると思います。

- [x] 経費のレシートをすべて集める（○月○日）
- [ ] 精算書類への記入やシステムへの入力（○月○日）
- [ ] 上司にハンコをもらう ~~（○月○日）~~ →○日に変更
- [x] △□商事に電話（○月○日）
- [ ] 発注書の確認（○月○日）
- [x] 手みやげの手配（今日）

3 事務処理専用の箱を作ろう

せっかくやり始めようと思ったときに「書類がない」という事態を避けるため、処理する必要があるものはまとめて「専用箱」に入れておきます。領収書もクリップでたばねるか、ジッパーつきの袋や、クリアファイルなどにジャンルごとに仕分けしておくなどして紛失を防ぎましょう。その日すぐに処理できないものは事務処理専用の箱を作ってそこに入れるようにしましょう。職場でも、家庭でも使える方法です。

(ADHDかも?)

11 ルーティンの管理ができない。資源ゴミはいつも出し忘れ…

Gさん（37歳・男性）

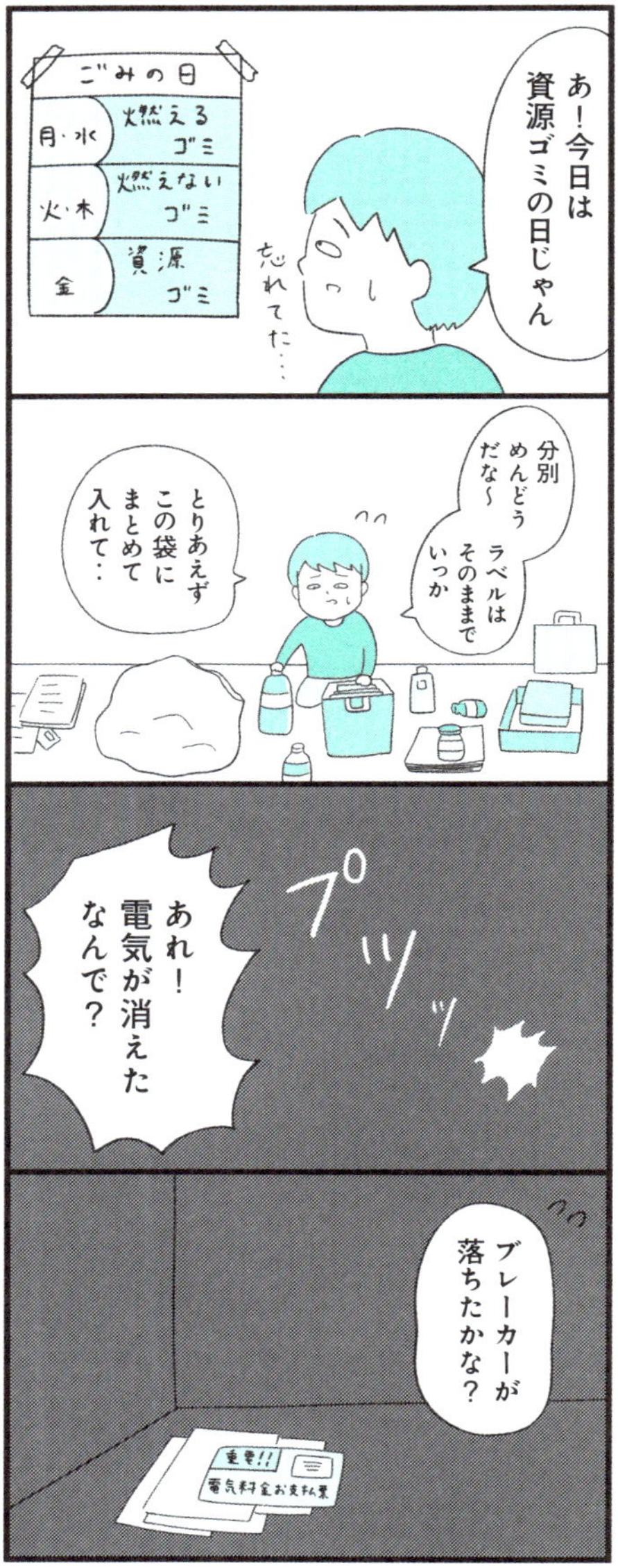
ごみの日
月・水 燃えるゴミ
火・木 燃えないゴミ
金 資源ゴミ
あ！今日は資源ゴミの日じゃん
忘れてた…
分別めんどうだな〜
ラベルはそのままでいっか
とりあえずこの袋にまとめて入れて…
プツッ
あれ！電気が消えた なんで？
ブレーカーが落ちたかな？
重要!!
電気料金お支払票

もしかして発達障害?

☑ **あっ！また資源ゴミの日を忘れてしまった** ★★

☑ **出し忘れて日常的に生ゴミをためている** ★★★★

ゴミのうっかり出し忘れは誰にもあるでしょう。しかし、生ゴミまでも常にためてしまうようだとADHDの可能性も考えていいかもしれません。

あらゆることを「忘れる」毎日なのです

ＡＤＨＤの人は、**毎日決まった行動をとる習慣が少ない傾向にあります。**日々やることが秩序立ってルーティンとして決まっておらず、いつもアドリブのようです。そのうえ、多動性のために、注意があちこちに次々と移ってしまう、さらに記憶のメモリー容量が少ないため、覚えておくべきタスクを「あっ、忘れていた！」ということになりがちです。Ｇさん（37歳）は、この日も資源ゴミを出せなかったようですね。ＡＤＨＤの人には、日常的にゴミをためがちな人も少なくないようです。

また、**忘れるのはいわゆるルーティン作業だけではありません。**すべきことをあと回しにし、そのうちすっかり忘れてしまう、さっきまで手に持っていたスマホをどこに置いたかを忘れる、明日が提出期限の書類をどこにしまったか忘れる、「え！　今日だったの」とその日の予定をうっかり忘れてしまう、今聞いたことをもう忘れる……。誰にでもこういうことはありますが、ＡＤＨＤの人にはしょっちゅう起こります。マンガのＧさんは電気代も滞納したようですね。

とにかく日常生活でも仕事でも、こういったトラブルがしょっちゅう起こるため、**「どうして私はダメなんだろう」と自己肯定感が低くなってしまう**こともよくあります。

＼ラクになるコツ／

生活のリズムをつくり、カレンダーを壁に貼る

まずは、朝やることをスケジュールどおりにやってみるところから始めてみましょう。朝7時に起きる↓コーヒーを飲みながら朝食の準備↓朝食を食べる↓歯を磨く↓着替えをする↓といったように、**タイムスケジュールを書き出してみましょう。**1日のスケジュールが定まってきたら、今度は1週間、1カ月のスケジュールを作ります。仕事、好きなテレビ番組、趣味の習い事など、**週単位、月単位で活動を把握しましょう。**そこにゴミ出しの曜日も忘れずに入れていくのです。

また、ＡＤＨＤの人の**「うっかり脳」に効くのは、耳からの情報よりも目で見える情報**です。書くことが記憶の定着を助けるうえ、見返すことでうっかり忘れを防止します。1カ月が見通せるカレンダーを目につくところの壁に貼り、そこに「ゴミの日」などの予定をしっかり書き込んでおき、それを毎日、**見る習慣をつけましょう。**

うまくいくコツ

Tips

映像イメージで記憶の補強を

カレンダーを眺めながら、その予定を自分がこなしているイメージを想像してみるといいでしょう。「てきぱきとゴミ出しをすませて出勤している様子」などを思い浮かべるのです。それをすませておくと、なにげない瞬間に、ふと想像した映像が浮かぶことがあります。イメージすることが、記憶力の補強をしてくれます。

忘れっぽさをカバーする方法

メモ魔になろう

書くことは、記憶の容量の少なさを補う有効な手段。書くことで記憶が定着しやすくなるのです。外出や仕事、買い物の予定をはじめ、その日にやるべき家事などをとにかくメモし、見返すことを忘れないことが大切です。自分の好きな色の小ぶりのメモ帳をいつも持ち歩きましょう。決まった予定や、締め切りのあるタスクは、壁に貼ったカレンダーにも必ず書き込みます。

冷蔵庫にホワイトボード

すぐに書いて消せるのが便利。ホワイトボードは冷蔵庫につり下げるのがおすすめ。忘れてはいけないことを書いておくと、あけるたびに必ず目にすることになり、リマインドしてくれます。「牛乳がなくなりそう」などに気づいたとき、「買い物メモ」もすぐに書けるので便利です。

準備は前夜に

朝の忙しい時間にバタバタしないよう、時間と余裕のあるうちに準備をしましょう。出かけるときに必要なものは、前日の夜にバッグに入れておくと安心です。

玄関ドアに貼り紙をしよう

どうしても忘れてはいけない予定は、玄関に貼り紙をしたり、持ち物は、マグネットでドアにぶら下げておいたりしましょう。資源ゴミは、前日に玄関に置いておくと、出し忘れずにすみますね。

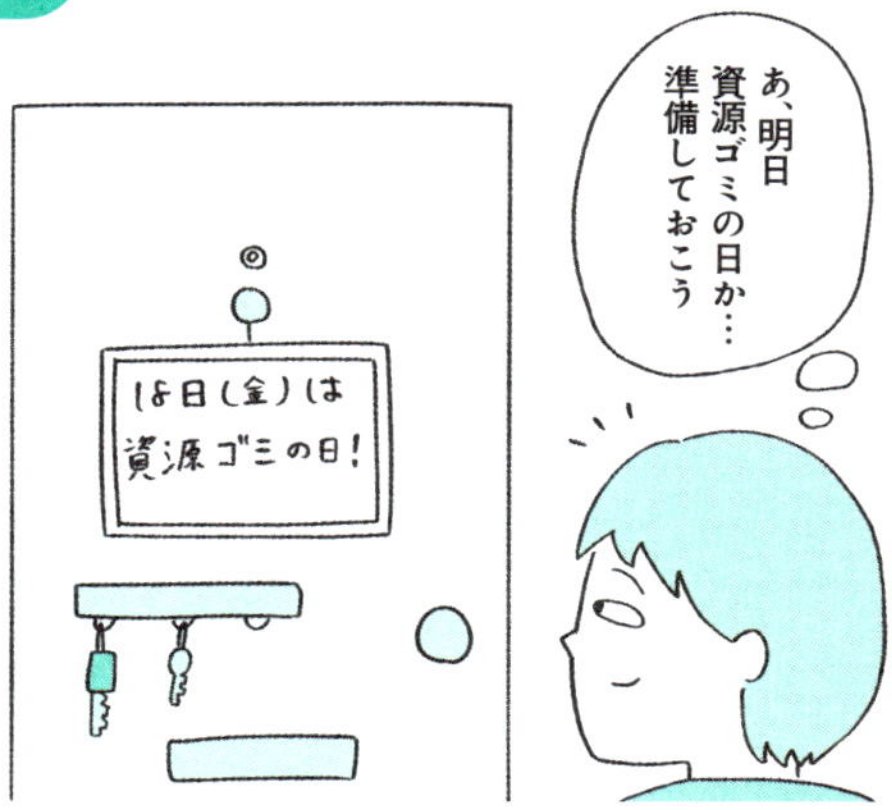
18日(金)は
資源ゴミの日!
あ、明日
資源ゴミの日か…
準備しておこう

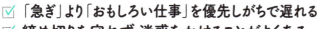

(ADHDかも?)

12 仕事の段取りが悪く、あとから大変なことに!

Hさん（40歳・男性）

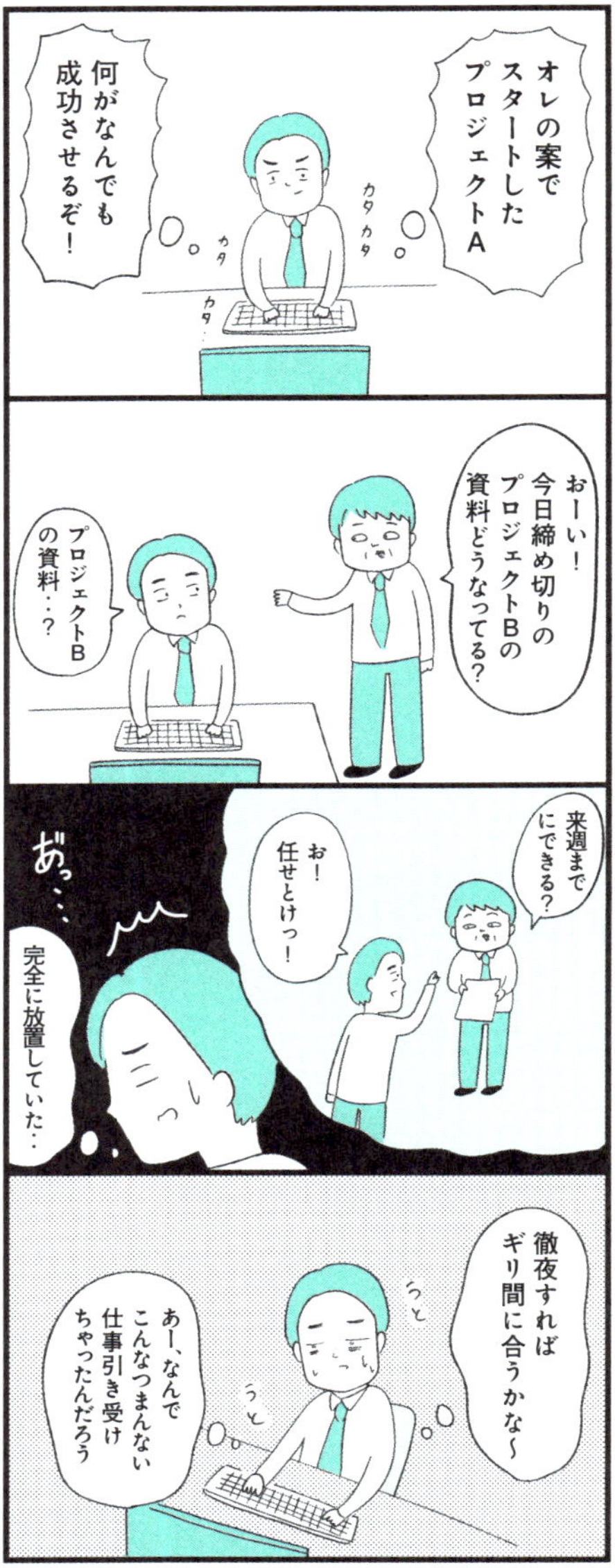

オレの案でスタートしたプロジェクトA
カタ カタ
カタ
カタ・・
何がなんでも成功させるぞ!
おーい! 今日締め切りのプロジェクトBの資料どうなってる?
プロジェクトBの資料・・?
来週までにできる?
お! 任せとけっ!
あっ・・・
完全に放置していた・・
徹夜すればギリ間に合うかな〜
うと
うと
あー、なんでこんなつまんない仕事引き受けちゃったんだろう

もしかして
発達障害?

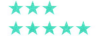

☑ 「急ぎ」より「おもしろい仕事」を優先しがちで遅れる ★★★

☑ 締め切りを守れず、迷惑をかけることがよくある ★★★★★

「段取りベタ」「やりたいことを優先しがち」なADHD傾向の人。その結果、大事な仕事を放置してあとで大変になるということがあります。

ADHD

神経伝達物質がうまく働かないことから起こります

Hさん（40歳）は仕事の進め方に極端なところがあります。自分がおもしろいと思うことをまず優先してやってしまい、その他のやるべき作業をバランスよく進行させることができませんでした。徹夜続きでなんとか仕上げようとしましたが、納期に間に合わなくなってしまったのです。このように、おもしろくないけれどもやらねばならないことをあと回しにしてしまうのは、**ＡＤＨＤの人の脳の特性「あと回しグセ」**のためです。こうしたことは定型発達の人にはなかなか理解してもらえず、周囲からはだらしがないと思われたり、あきれられたりしてしまうこともあります。

「やる気スイッチ」は脳内にあり、そのスイッチを押すのはドーパミンなどの神経伝達物質が関係します。ところが、ＡＤＨＤの人はこの働きが気まぐれ。自分がやりたいことや、目先のことにはスイッチが入りますが、やるべきことには、本人はわかってはいても、なかなかスイッチが入らず、行動に移すことができないのです。これは、**知性や人間性の問題ではなく、脳の機能のアンバランスによるもの**なのです。

＼ラクになるコツ／

自分なりの「やる気スイッチ」を入れる方法を見つけて

締め切りに間に合わないのは、始めるのが遅いことが原因。「やらなければいけない」ことがあるのはわかっているのに、自分の「やりたいこと」を優先してあと回しにしがちです。いざ、やるとなるとめんどうに感じたり、何から手をつければいいかわからなかったりで、「やる気スイッチ」がなかなか入りません。

自分なりの「やる気スイッチ」を入れる方法を見つけましょう。モチベーションを上げるためには、この仕事が終わったらおやつを食べようとか、ライブに行こうとか、ごほうびを決めましょう。また、締め切りから逆算してスケジュール表を作りましょう。やることをすべて書き出し、ひとつひとつの所要時間を見積もり、優先順位をつけて作るのです。スケジュール表は見やすいところに貼り、確認しながら進めます。「私はできる」と自分に言いきかせるのも大切です。

ADHD

周りのサポート

Tips

いっしょにスケジュール表を作るとラクに

ADHDの人はスケジュールを立てるのが苦手です。そのため、いっしょに確認しながら立てるなど、誰かにその役割をサポートしてもらうと、とても助かるのです。スケジュールができてしまえば、あとはそのとおりにやればいい。そうなると負担がぐっと軽くなります。今日はこれとこれを優先しましょうというアドバイスをしてもいいですね。

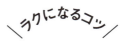

モチベーションをアップさせよう

「やらなければならないこと」をやるための、
スイッチを押す方法を自分の中でいくつかもっておきましょう。

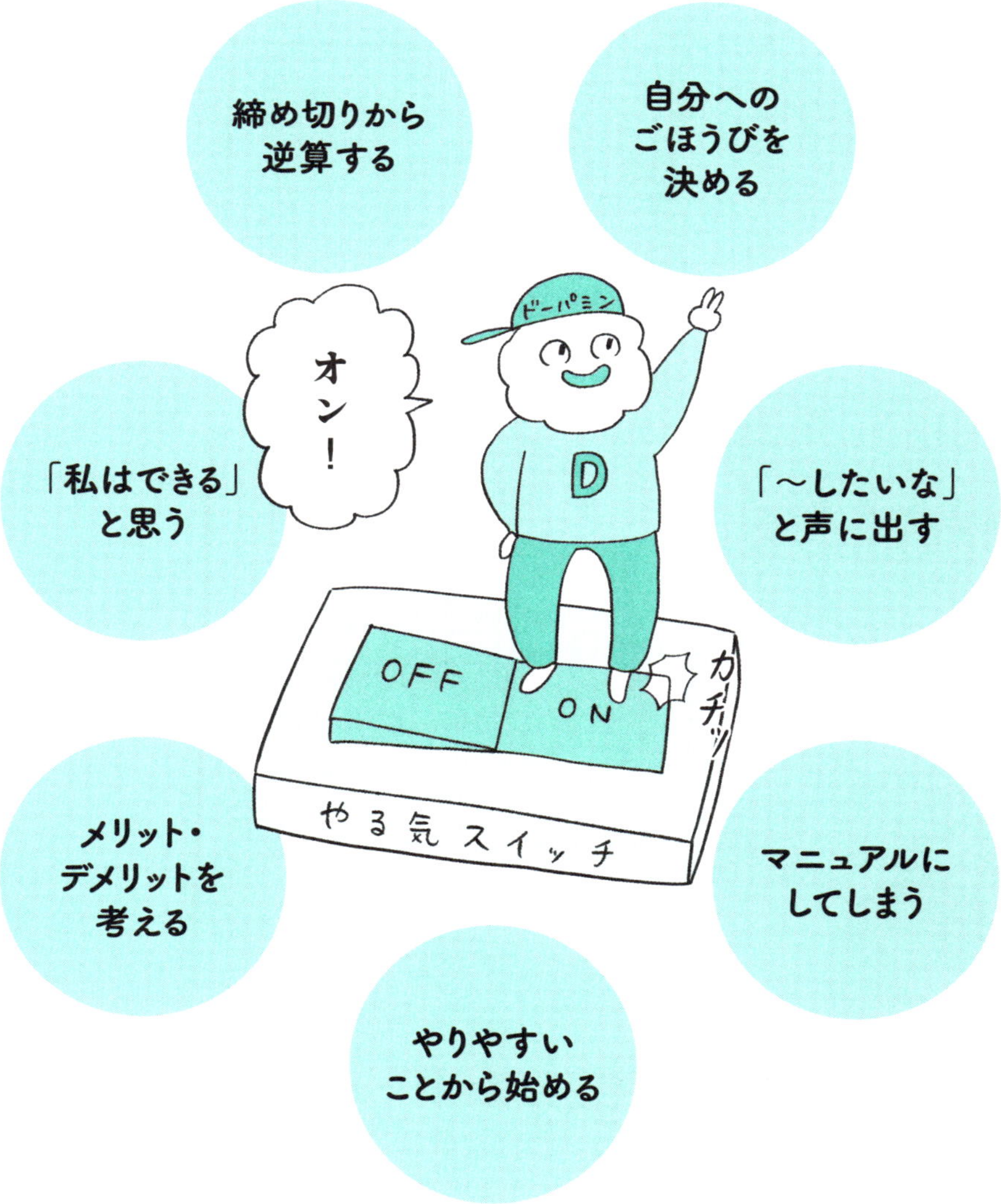
締め切りから逆算する
自分へのごほうびを決める
「私はできる」と思う
「〜したいな」と声に出す
メリット・デメリットを考える
マニュアルにしてしまう
やりやすいことから始める
ドーパミン
オン！
D
OFF
ON
カチッ
やる気スイッチ

(ADHDかも?)

13 約束をすっぽかしても反省がなく、夫婦ゲンカに

Hさん（40歳・男性）

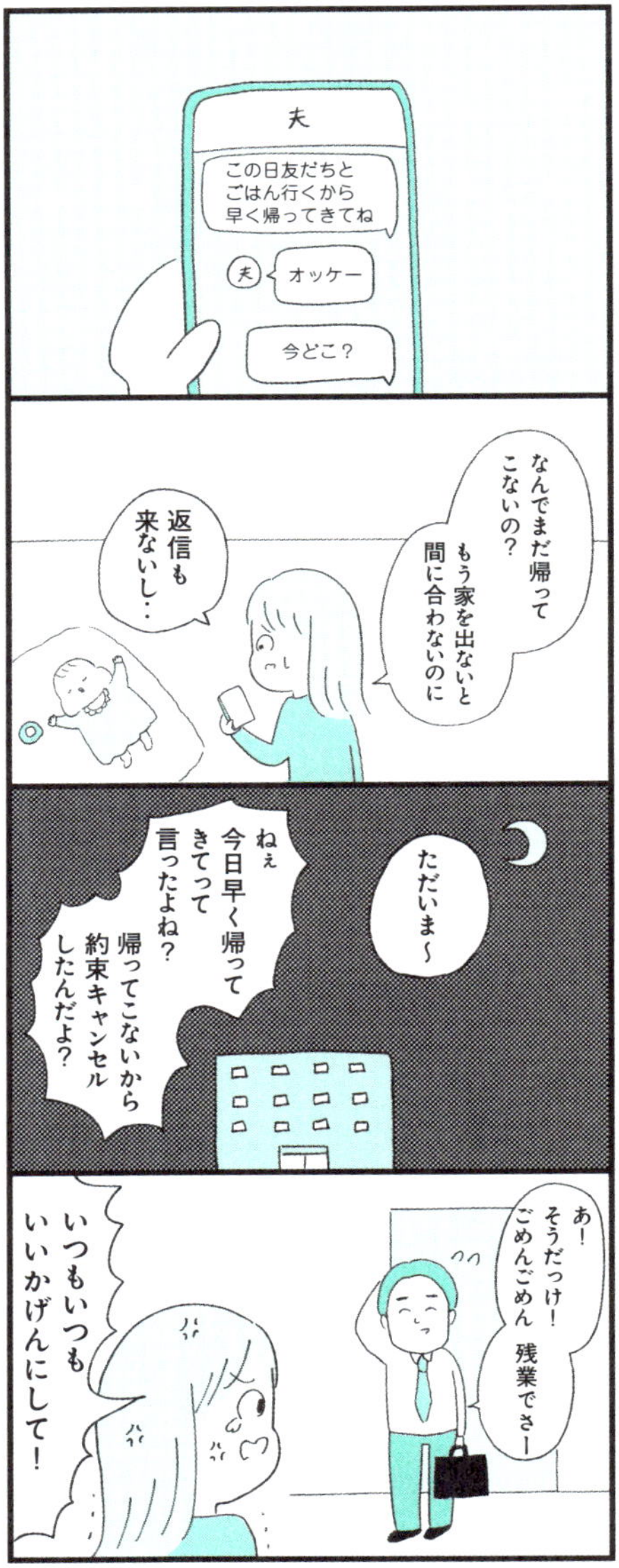

夫
この日友だちと
ごはん行くから
早く帰ってきてね
夫
オッケー
今どこ？
なんでまだ帰ってこないの？
もう家を出ないと間に合わないのに
返信も来ないし‥
ただいま～
ねぇ今日早く帰ってきてって言ったよね？
帰ってこないから約束キャンセルしたんだよ？
あ！そうだっけ！ごめんごめん 残業でさー
いつもいつもいいかげんにして！

もしかして発達障害?

☑ **約束を忘れてすっぽかしてしまったことがある** ★★★

☑ **予定をダブルブッキングしてしまうことがよくある** ★★★★

「約束を守れない」というのは、発達障害の人によく見られる行動です。また反省が浅く、何度もくり返す傾向もあります。

ADHD

「何が大事なのか」、優先順位を間違えてしまう

ＡＤＨＤの人は、**物事を総合的に見て優先順位を考えるのが苦手**という面もあります。その場の都合や感情で判断しやすく、「今、何が大事なのか」がわからなくなってしまうこともあります。Ｈさん（40歳）は、残業で遅くなったと言っていますが、それは、妻との約束を守るよりも優先度の高いことだったのでしょうか？　しかも、遅れるのならせめて連絡を入れるということはできたはずなのに忘れていたようで、妻にとっての重要度とは基準がズレているのです。

例えばこのことを子どもにおきかえてみましょう。「宿題をやりなさい」と言われても、今は好きなテレビ番組の時間だからとそれを見ます。それで、見ている間に宿題のことは忘れてしまいます。そして番組が終わってちょっと宿題のことを思い出すけれど、弟がおもしろそうなマンガを見ているからと、そっちに行ってしまいます。それで忘れてしまうのです。おもしろいことがあると、ついついそれにつられ、そうしているうちに眠くなって、結局宿題はやらなかった、ということになってしまいます。**ＡＤＨＤのため、やらなくてはいけないことをあと回しにしてしまう**のです。

＼ラクになるコツ／

冷静に「事実」を書き出してみましょう

妻との約束と、その日の残業の優先順位をよく考えましょう。約束を守るということは、人としての価値に関わる重要なことです。その約束が、自分にとってはさほど重要でなかったとしても、**相手にとってどういう意味合いをもつのかを考える必要があります。**「相手の立場に立ってみる」ということです。たとえ夫婦間であっても、むしろ、夫婦だからこそ、このすれ違いが積み重なると、信頼関係を損なうことになってしまいます。

物事の**優先順位がわからないときは、まず冷静になってひとつひとつ「事実」に注目してみましょう。**この場合は次のように、それぞれ書き出してみるといいですね。

○妻との約束を守るメリット

×守らないデメリット

文字にすると客観的に問題点を整理し、あらためて自分の気持ちを見るつめることができます。

ADHD

周りのサポート

Tips

当日、リマインドのLINEをしよう

「前から伝えていたのに！」と腹が立つでしょうが、忘れっぽい人だと割り切り、ここは大人の対応で「本当に大事な会なの。帰ってきてくれたらとてもうれしい！」と情緒的なメッセージを伝えておくと多少有効かもしれません。また、約束を守ってくれたときには「うれしい、助かった」としっかり言っておくと、次も守ろうという気持ちになるでしょう。

「手のかかる子ども」みたいになっていない？

ADHDの夫は、仕事上ではエネルギーにあふれ、評価されているけれど、
家庭人としては失格という例がよくあります。仕事では、やるべきことや方法もあり、
目標も期限もあります。また、アドバイスしてくれる上司や同僚、
評価してくれる取引先もいるでしょう。
しかし、家庭内ではそのような機能がはっきり決まっているわけではなく、夫として、
父親としての機能を果たさず、家族が振り回されていることがよくあります。
以下のチェック項目で傾向を確認してみてください。

- □ 急に思い立って家族を巻き込んで外出する
- □ 大渋滞に巻き込まれ、イライラする
- □ 靴下や洋服はあちらこちらに脱ぎっぱなし
- □ 引き出しや扉はいつもあけっぱなし
- □ 妻や子どもの希望に沿った外出をしていない
- □ 家族の予定より、自分の趣味を優先することがある

たくさんチェックがつくようでしたら、家族はいつもがまんしているのでは？
一度立ち返ってみてください。

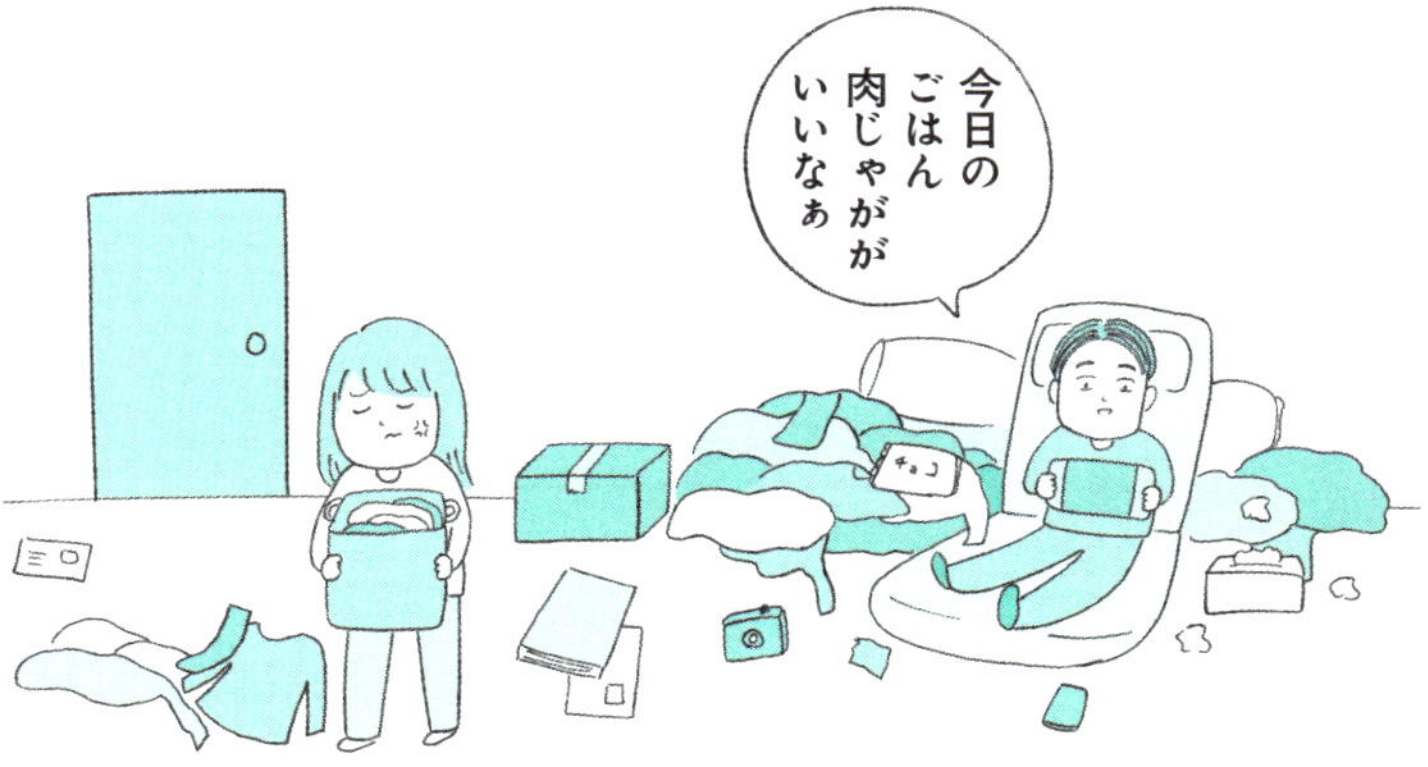

(ADHDかも?)

14 ママ、また昨日と言ってることが違う…

Dさん（42歳・女性）

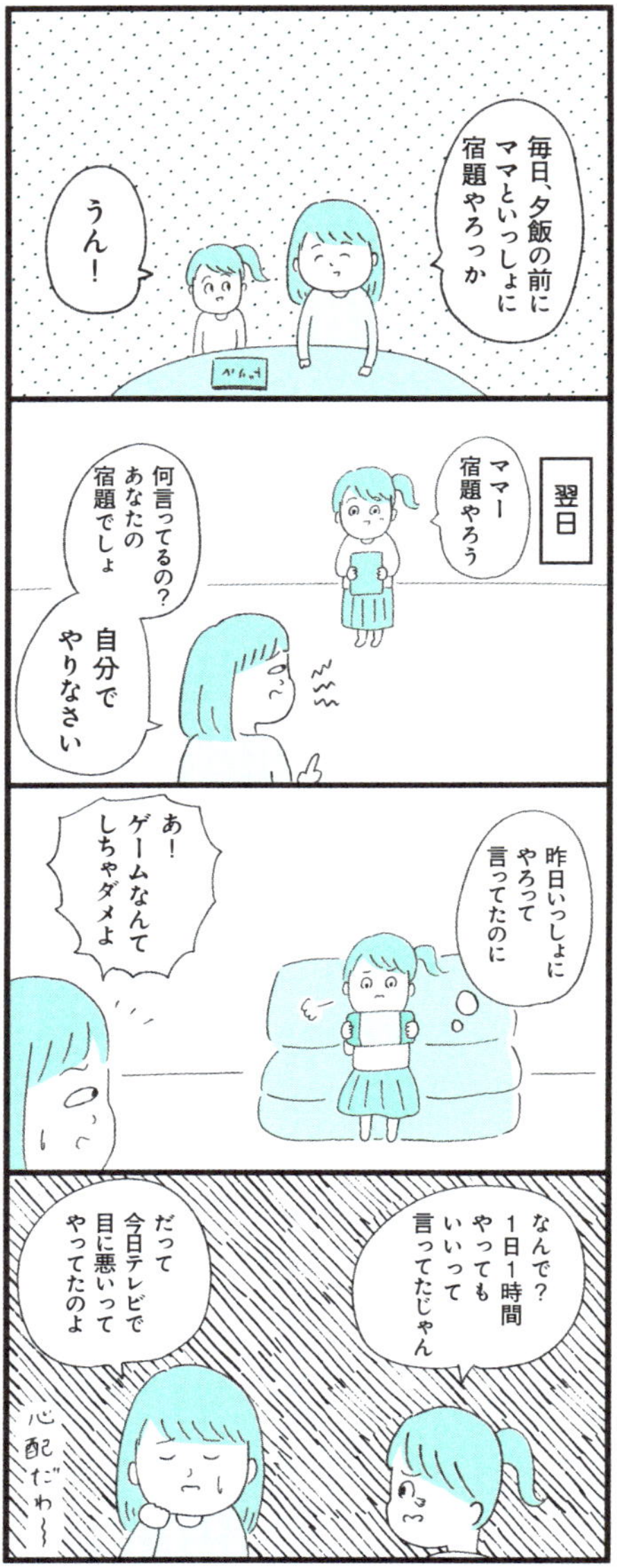
毎日、夕飯の前にママといっしょに宿題やろっか
うん!
翌日
ママー宿題やろう
何言ってるの?あなたの宿題でしょ
自分でやりなさい
昨日いっしょにやろって言ってたのに
あ!ゲームなんてしちゃダメよ
なんで?1日1時間やってもいいって言ってたじゃん
だって今日テレビで目に悪いって言ってたのよ
心配だわ〜

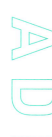

もしかして発達障害?

- ☑ **子どもの朝の支度が遅くて、毎朝イライラする** ★★
- ☑ **決めたルールを、気分でコロコロ変えてしまう** ★★★★

子育てはしんぼう強く子どもを見守ることが大切です。ADHDの人はそれが苦手なため、気分でルールを変えてしまい、子どもを混乱させてしまうことがあります。

ADHD

気まぐれな対応は、子どもを不安にさせてしまう

Dさん（42歳）は、小学2年生の子どもに「宿題をいっしょにやろう」と提案。機嫌がよかった昨日はうまくいき、親子関係も上々でした。翌日、子どもはお母さんとまた宿題をやりたいと張り切って帰ってきたのに、疲れていたDさんは「自分でやりなさい」と突き放してしまいます。「宿題をいっしょにやる」という根気のいる作業がめんどうだと感じてしまったのかもしれません。これが、**ADHDのお母さんの困ったクセ。子育てでつまずきがちな、「態度が一貫していない」という特性です。**子育てでは一貫性、継続性がとても大切。そうでないと子どもは安心して暮らすことができないからです。

Dさんはゲームに関するルールもコロコロ変えてしまっています。昨日は1時間ならOKと言ったのに、翌日は禁止。気まぐれな対応をされて、子どもは混乱してしまいます。**これでは子どもとの信頼関係がうまく築けません。**

さらに、感情的に反応しやすい性質もあるため、子どもの反抗的な態度にムカッとして大きな声を出してしまうこともあるかもしれません。思春期になって子どもが手ごわい反応をするようになると、親子ゲンカが増えそう……そんな不穏な空気も感じられます。

ラクになるコツ

わが家のルールを決めたら紙に書いて壁に貼っておこう

安定した子育てをするためには、毎日のルーティンづくりが重要。まずは、毎日やることと時間の目安を書き出してみましょう。まず最初に食事と寝る時間を決めると、「食事時間を守るため、ここで買い物に行く」とか、「ここで調理をスタートする」というように自然に流れができてくるでしょう。すると、宿題を始める時間、お風呂と寝る時間もうまく定まっていき、だんだんとルーティンをつくっていくことができると思います。

また、重要なのは「方針がブレないこと」「態度をコロコロ変えないこと」。ゲームやおこづかいなど、ルールを決めたら、子どもといっしょに確認して、それを紙に書いて貼っておくといいですね。それを変えるときは、必ず家族で話し合いをしたうえで変えます。一度決めたことを簡単に変えては、子どもが混乱してしまいます。

Tips

周りのサポート

家族みんなでルーティンを守れるよう協力態勢を

お父さんは、子どもたちがルーティンに沿った時間で生活できるよう、できるだけ早く帰宅するようにしたり、場合によっては宿題を見るのはお父さんの仕事にしたりと、夫婦で協力態勢をつくりましょう。お母さんも仕事をしていたり、忙しい場合は、家事代行などに頼るのもひとつの方法です。時間に余裕ができると、子どもへの対応にも余裕をもつことができるでしょう。

ADHD

安定した子育てをするためにできること

1 「普段の1日」のルーティン時間を決める

イベントなどの日以外、普段の1日は、食事の時間、寝る時間などをできるだけ一定にするようにしましょう。それが生活の基礎となります。

2 わが家のルールをつくって紙に書いて貼る

一度決めた「わが家のルール」はコロコロと変更しない。変えるときは、必ず家族みんなでの話し合いをしましょう。

3 生活に余裕をもつ

誰しも時間に余裕がなくいっぱいいっぱいになると、その場しのぎの反応をしてしまいがち。仕事をセーブする、家事をアウトソーシングするなど、親の心に余裕がある状態をつくることが大事です。

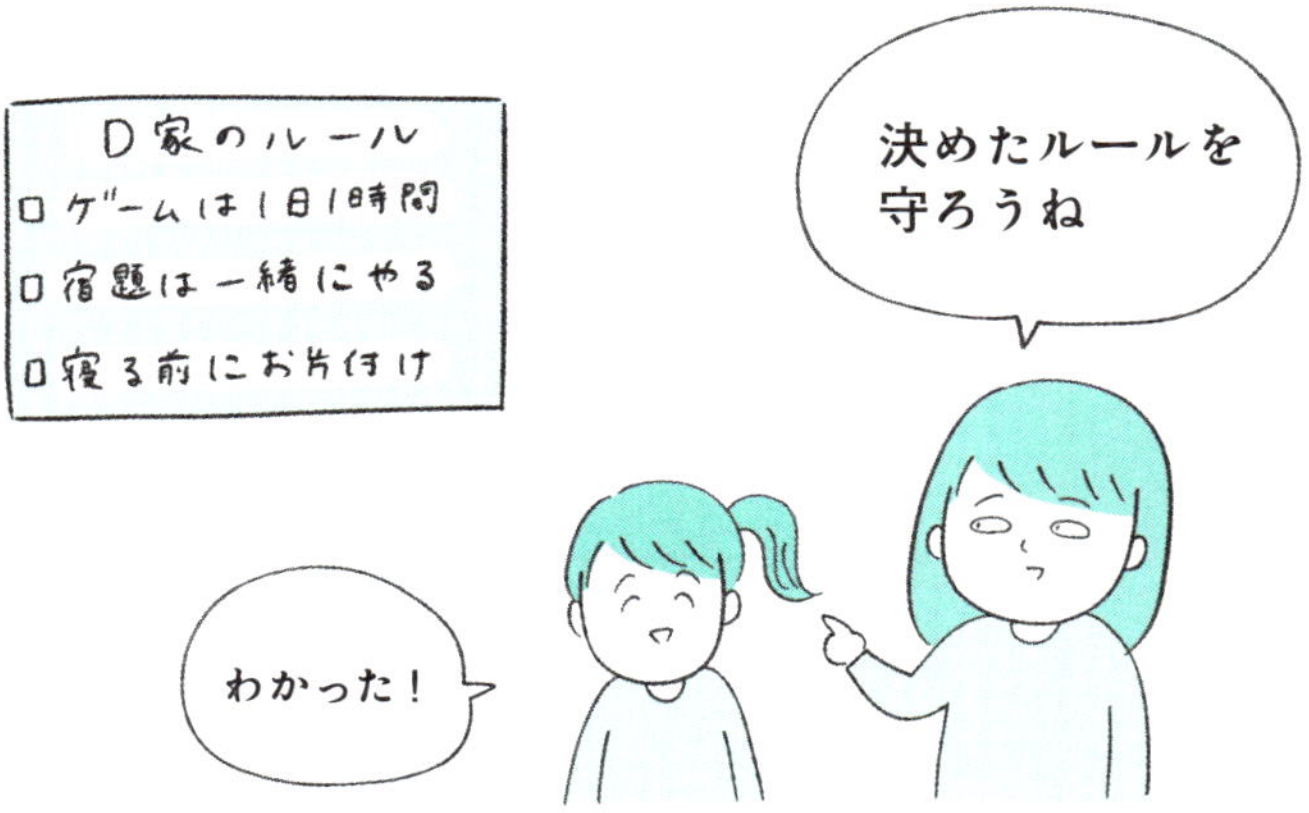

D家のルール
□ゲームは1日1時間
□宿題は一緒にやる
□寝る前にお片付け
決めたルールを守ろうね
わかった！

(ADHDかも?)

15 体に悪いとわかっていてもやめられない

Gさん（37歳・男性）

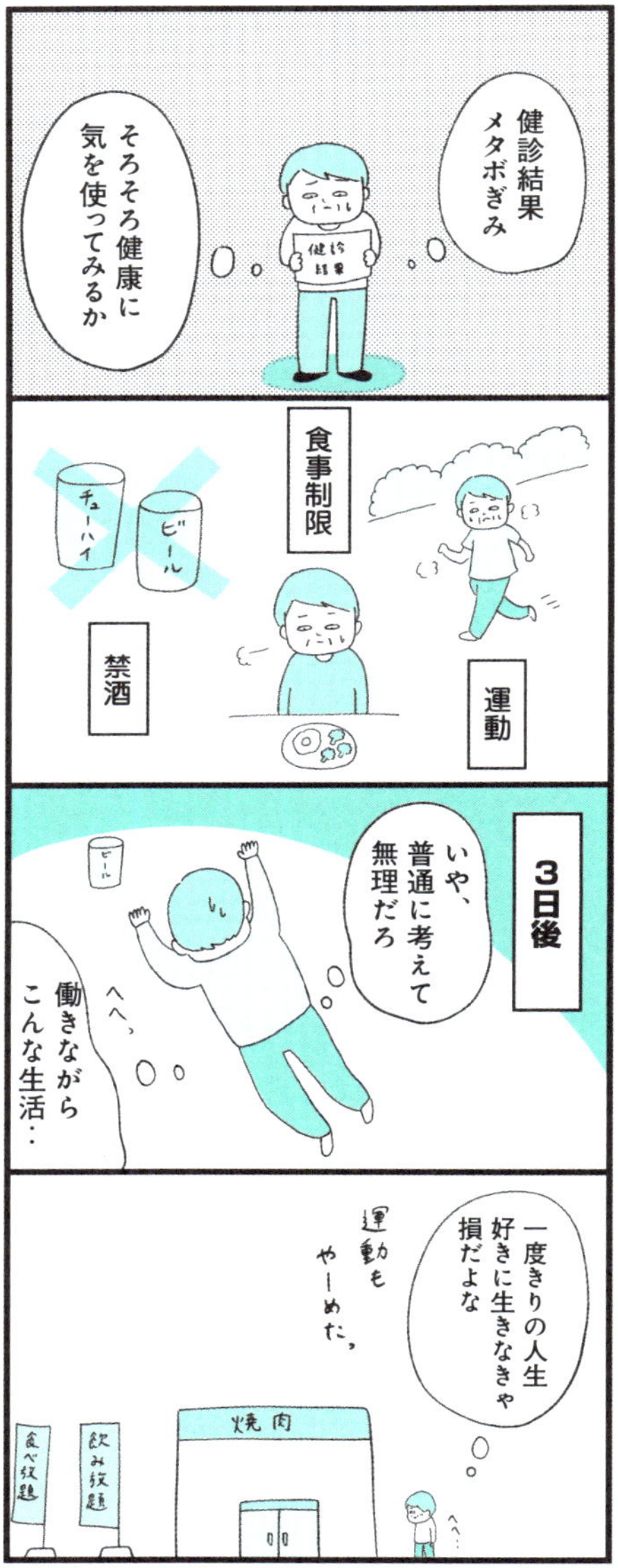
健診結果
メタボぎみ
健診結果
そろそろ健康に気を使ってみるか
食事制限
運動
チューハイ
ビール
禁酒
3日後
いや、普通に考えて無理だろ
ビール
へへ、
働きながらこんな生活…
一度きりの人生好きに生きなきゃ損だよな
運動もやーめた、
焼肉
飲み放題
食べ放題
へへ…

ADHD

もしかして発達障害?

- **いろいろなダイエットを試したが、どれも続かない** ★★
- **健康診断での数値が悪化しても改善できない** ★★★★

定型発達の人は「健康診断の数値」が悪いと、それが生活を変えるきっかけになりますが、ADHDの人は、「わかっちゃいるけど……」になりがちです。

「ついつい」がやめられない

中年にさしかかるころになると、誰しも生活習慣病が気になりだします。マンガのGさん（37歳）のように健診でメタボぎみと診断されれば、ダイエットを始めるなどなんらかの対策は講じるものです。Gさんも最初の意気込みだけはありましたね。ところが**ADHDの人の中には、必要性はわかっているのに、なかなか実行に移すのが困難な人が多い**のです。また、コツコツ努力を継続するのも苦手です。

ダイエットすると言いながら、ついつい食べすぎたり、飲みすぎたり。勢いよくスポーツクラブに入会しても、がんばるのは初めのうちだけ（ADHDの人はスポーツクラブのいいお客さんと見られているかも……）。通販番組で見た、やせる健康器具を購入したものの、すぐに飽きて放置してしまうことも。

今の生活を少し変えれば、この先の健康に大きく役立つということがわかっていても、**目先の「飲みたい、食べたい」という欲求を抑えきれません。**「お父さん、食べすぎじゃない？ ビールは1本にしたら？」「うるさい、今日も仕事が忙しくて疲れているのに、グチグチと！」と言い訳をしては、家族で言い争いになります。

＼ラクになるコツ／

20年後の「入院姿」をタイムスリップして眺めてみよう

ＡＤＨＤの人はそのときの感情や一瞬の喜びにのめり込みやすいので、よくないと頭ではわかっていてもなかなかやめられません。**アルコール依存、ゲーム依存などの依存症に陥りやすいともいわれています。**「依存症」という状態にまでなった場合は、専門家の力を借りる治療が必要になりますが、そうなる前に手を打ちたいですね。

ついついやめられないことの理由のひとつは、「失うもの」の大きさを実感しにくいからともいえます。そのため未来の喜びより、今の喜びを優先しがちなのです。ダイエットや運動などの努力が続けられないときは、**20年後にタイムスリップして、自分がつらい入院生活を送っているイメージを思い描いてみましょう。**健康を損なって闘病生活……。いくつになっても健康で笑顔で暮らせる、クオリティの豊かな生活。あなたはどちらの未来を選びたいですか？　未来の自分をつくるのは、今日の自分なのです。

周りのサポート

Tips

「あなたが大切」というメッセージを

「あなたが健康で長生きしてくれるとうれしい」。ストレートにそう伝えるとモチベーションが上がるかもしれません。また、パートナーは、太っていないとしても、いっしょに運動するのも効果的です。苦行を楽しい活動にどう変えるかがポイントなので、ランニングのあと、カラオケに行っていっしょに歌うなどもおすすめです。

check!

ADHDの人の健康管理ポイント

年に1回の健康診断は欠かさずに

ADHDの人は不摂生の傾向があり、たばこやお酒がやめられないケースも多く、健康診断もさぼりがちです。人間ドックを受けて、病気の早期発見に努めましょう。人間ドックや健康診断の重要な部分は、結果を受け止め、生活習慣の改善を実行するところです。

バランスのよい食事と適度な運動

ついつい「めんどうくさい」が発動して、ごはんを食べなかったり、逆に歯止めがきかないくらいアルコールを大量に飲んだり、ADHDの人にとって「バランスのよい食事と適度な運動」はなかなか、難しいことではあります。しかし、健康長寿のためには、コレが基本。できるだけ楽しく実践していけるよう、家族と協力態勢をつくりましょう。

体にいいことにごほうび制を導入しては

たばこの本数を減らしたり、体重を減らしたりにごほうび制を導入してはどうでしょう。大人なのにごほうびが必要なんてと思うかもしれませんが、ゲーム感覚でやればつらいことも楽しみに変わり、意外に続けられます。夫と妻でそれぞれ何kg減量などと目標を決めて競い合うと、モチベーションがよりアップするかもしれません。

ポイントカードを作るのもおすすめ

ダイエットなど長い課題にとり組むときは、1kgやせたら1ポイントなどと決めてシールやハンコで目に見えるようにしてポイントをためるのもおすすめ。ポイントがたまったら欲しいものを買う、温泉に行く、お芝居を観にいくなど。その喜びが次のモチベーションとなるよう、いい循環をつくっていきましょう。

（ADHDかも？）

16 そのときの感情で会社を辞め、何度も転職をくり返す

Iさん（37歳・男性）

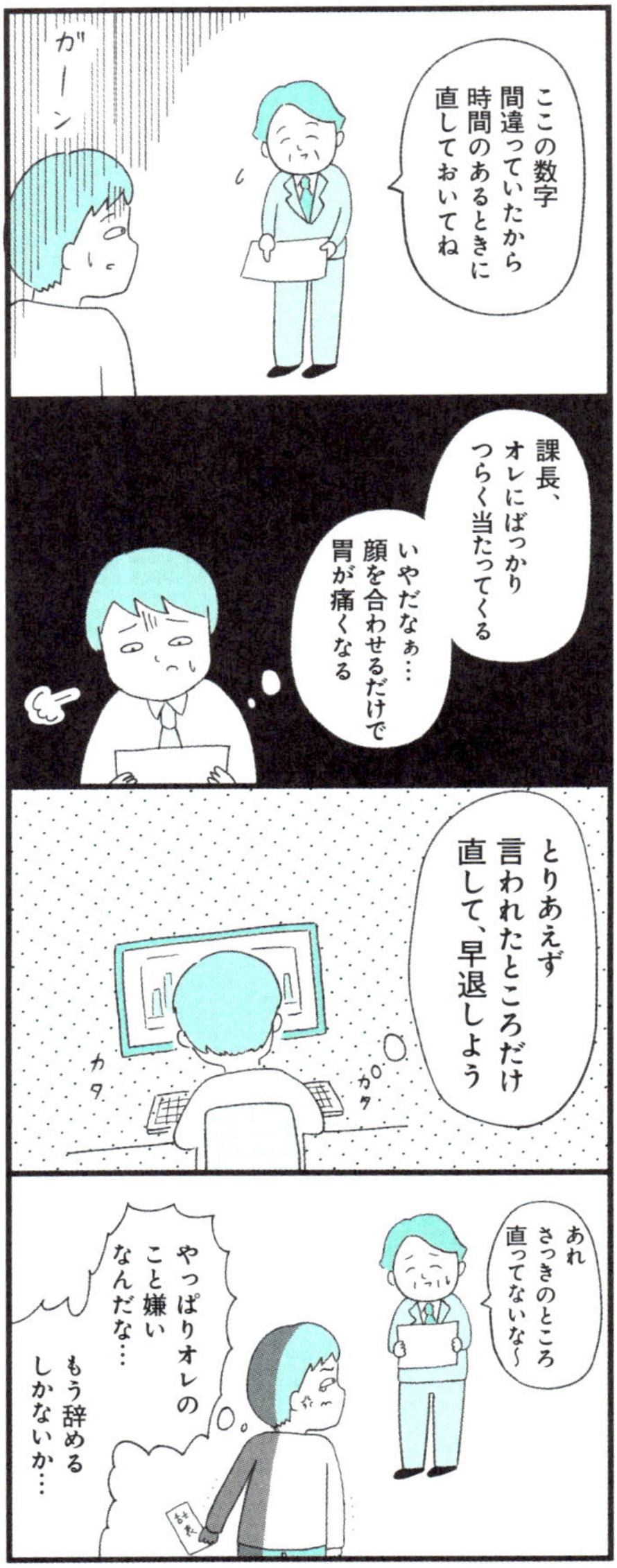

ここの数字間違っていたから時間のあるときに直しておいてね
ガーン
課長、オレにばっかりつらく当たってくる
いやだなぁ…顔を合わせるだけで胃が痛くなる
とりあえず言われたところだけ直して、早退しよう
カタ
カタ
あれさっきのところ直ってないな〜
やっぱりオレのこと嫌いなんだな…
もう辞めるしかないか…

もしかして発達障害？

- ☑ **アルバイトに2〜3回行っては辞めるのくり返し** ★★★
- ☑ **毎年のように転職をくり返している** ★★★★

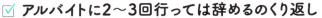

転職時代といわれている今、ステップアップのため2〜3年で会社を移ることは珍しくないでしょう。しかし、毎年となるとそうとも言えないかもしれません。

困難に耐えるより「衝動性」が勝ってしまう

ＡＤＨＤの人は、「飽きやすい」性質をもっているので、ひとつの仕事をコツコツ続けていくことが苦手です。しかも、事務的なことが苦手なためミスを犯したり、会議が苦手なため「協調性がない」と批判されたり、あと回しグセで、大事な用件の締め切りを守れなかったりと、**仕事を続けるうえでの困難もたくさん起こります。そもそも定型発達の人よりも「耐えるべき困難」が多い**のです。

次の仕事が決まらないのに、勢いで辞表を出してしまったＩさん（37歳）。実はこれまでも何度も転職をくり返し、いつも奥さんを青ざめさせています。上司からのミスの指摘にまいっていますが、ＡＤＨＤの人は、子どものころから「早くしなさい！」「ダメな子ね！」などと言われ続けていることも多く、**挫折感の積み重なりから、傷つきやすい人が多いです。**また、「衝動性」のために、ちょっとした不満に反応しやすく、話し合ってその問題を解決していこうとするというよりは、待てずに結論を急いでしまうのです。もうイヤだ。もうやっていられないと感じてしまったらすぐに決断し、思い切りよく辞めてしまいます。

ラクになるコツ

職場を変える前に周りともよく相談しましょう

職場を変えたとしても、新しい職場でもがまんできなくなり、衝動的に辞表を出してしまうかもしれません。いつも似たようなことになってしまうので、Iさんも転職をくり返しているのでしょう。

とにかく急いで決めてしまわないほうがいいと思います。まずは辞表を出す前に**いろいろな人に相談をしたり話を聞いてもらったりしましょう。**きっと違う対応もできるはずです。人事課に相談したり、社内での異動も考えるのがいいかもしれません。転職するときは、少なくとも次を決めてから辞めるというルールを自分に課すなど、ストッパーをいくつかかけておくことが必要だと思います。あまりに転職回数が多くなると、再就職が不利になっていくことも考えられます。そうすると、希望の職に就けず、ますます不満の多い仕事をすることにもなりかねません。

ADHD

うまくいくコツ

Tips

特性を長所としてとらえてみて

ADHDの人は変化を求める特性が強く、単純作業のくり返しが苦手。退屈に耐えられないのです。けれどそれは、長所としてとらえればフットワークが軽いということ。職場を変えることばかり考えるのではなく、今いる場所で新しいプロジェクトを発案してみるなど、自分の特性を生かせることがないか、前向きに考えてみましょう。

「転職」、その前に一度クールダウンを

辞表を出すその前に、毎回少なくとも3カ所で相談してみることをおすすめします。

人事課、同僚、そして家族。最低でもこの3つです。

さらに、友人や恩師など、信頼できる相談先があるのなら4カ所以上に相談してもいいでしょう。

他者からのアドバイスで、自分を少し客観的に見られます。

そうこうしているうちに脳をクールダウンさせることもできるでしょう。

カッとなってその場の感情で決める前に

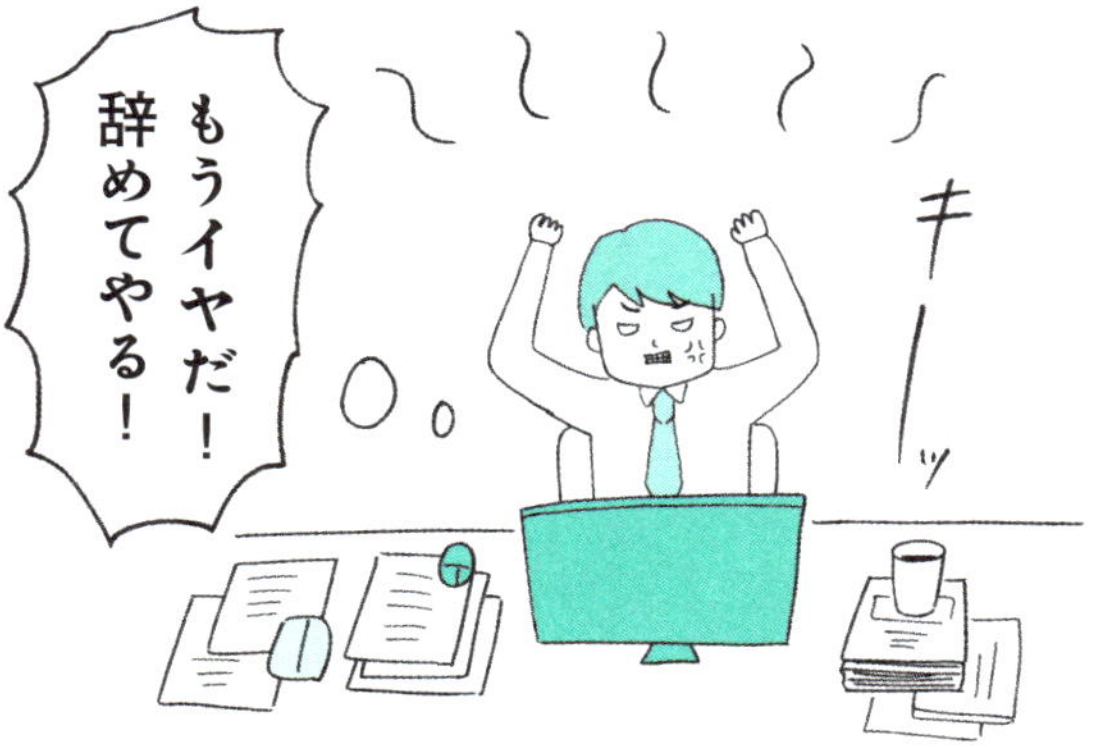
もうイヤだ！
辞めてやる！
キーッ

人に相談してみる

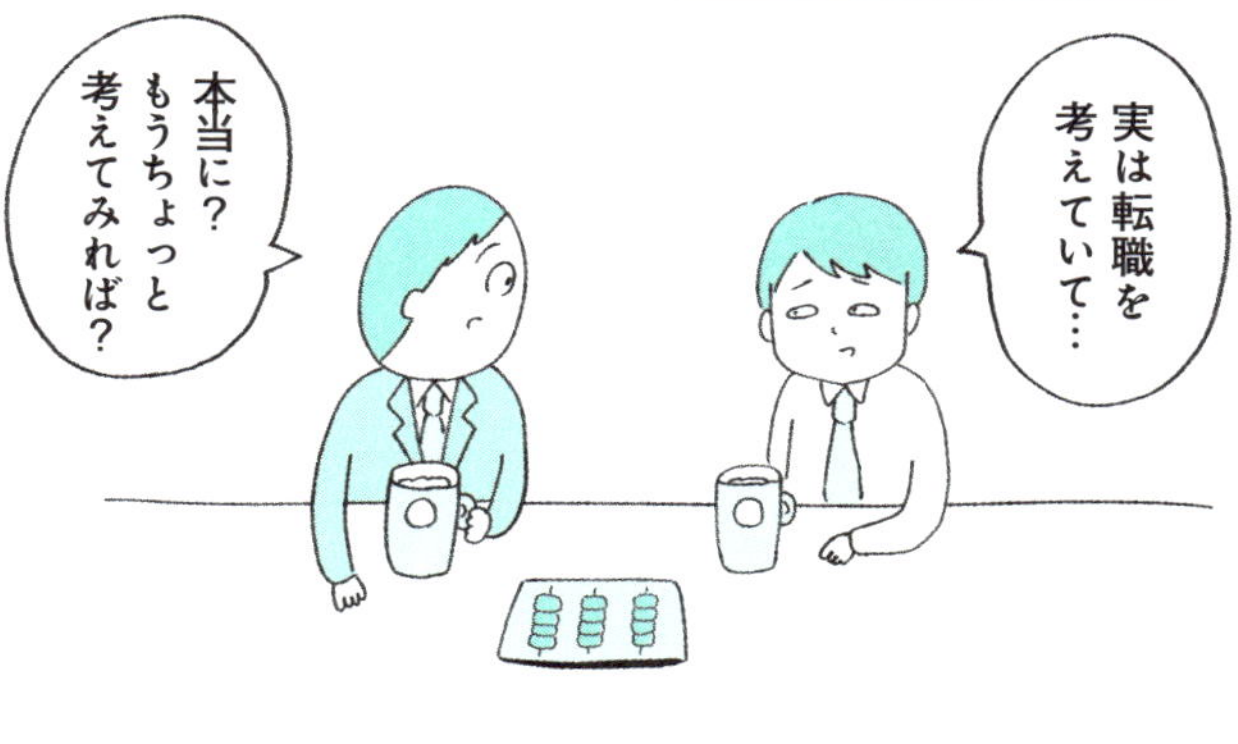
実は転職を考えていて…
本当に？もうちょっと考えてみれば？

Message

どうせ私なんて…
自信を失っている人へ

なぜみんなと同じようにできないの？
どうして何度も同じ失敗をくり返すの？
じっとしなさい！　しっかりしなさい！
あなたはずっと、そんなふうに言われてきたかもしれません。どこへ行っても「ダメな子」「困った人」のレッテルを貼られるので、自己肯定感は下がり、自分はダメな人間だと思い込んでいませんか？　また失敗して怒られるのでは、拒絶されるのではという不安が強くて、ちょっとしたトラブルに敏感に反応するようになっているかもしれません。

発達障害の人、発達障害かもしれないと感じている人にぜひ届けたいのは、「あなたは、あなたの応援団でいてください」というメッセージです。

自分のダメなところではなく、いいところを考えてみましょう。自分を応援する練習には、今日できたこと、ほめられたことを日記に書くのもおすすめです。

あなたは十分がんばっています。自分を信じて、自分を認めるところから最初の一歩を踏み出しましょう。

PART 2

もしかして ASD?

自閉スペクトラム症

シーン別対処法

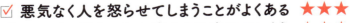

Jさん（27歳・男性）

（ ASDかも？ ）

01 間違ったことは言っていないけど、お客さんから大クレームが！

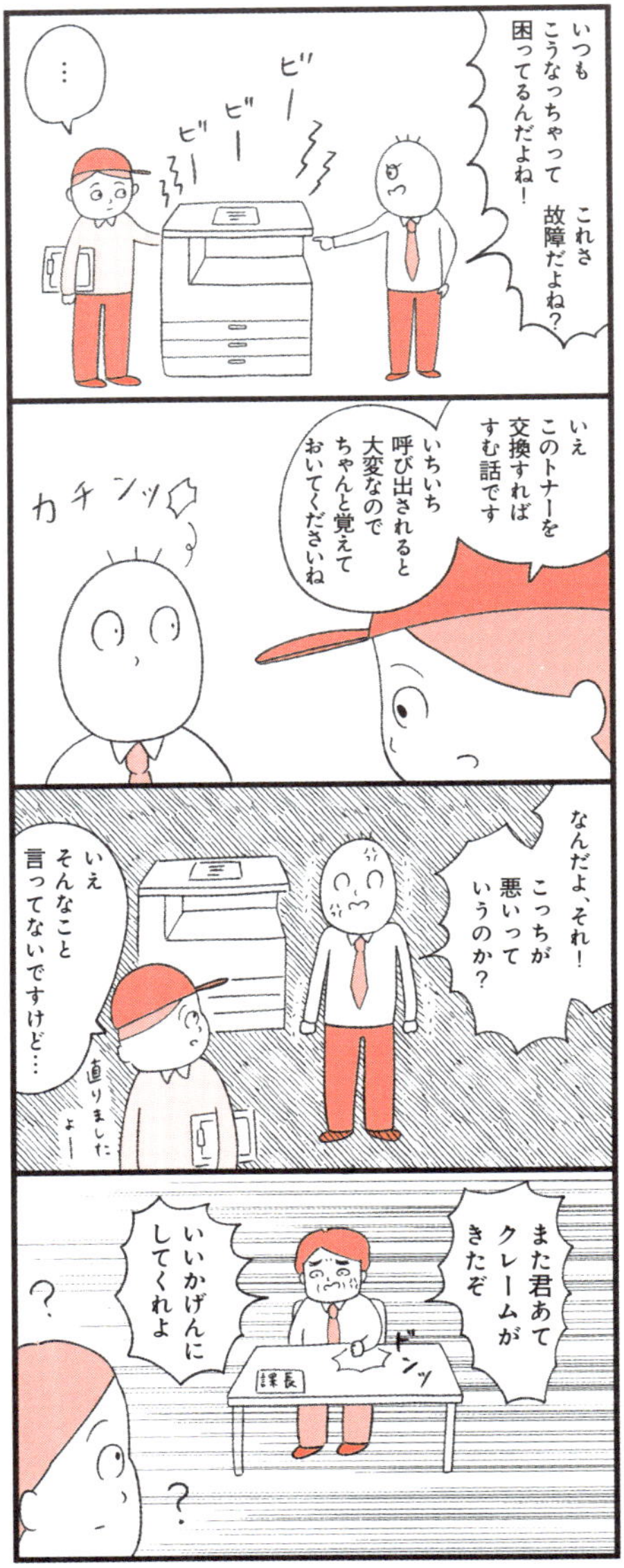
これさ 故障だよね？
いつも こうなっちゃって 困ってるんだよね！
ビー ビー ビー
…
いえ このトナーを 交換すれば すむ話です
いちいち 呼び出されると 大変なので ちゃんと覚えて おいてくださいね
カチンッ
なんだよ、それ！
こっちが 悪いって いうのか？
いえ そんなこと 言ってないですけど…
直りました よー
また君あて クレームが きたぞ
いいかげんに してくれよ
ドンッ
課長
？
？

もしかして発達障害？

☑ **悪気なく人を怒らせてしまうことがよくある** ★★★

☑ **サービス業なのにお客さんを責めてしまう** ★★★★★

仕事上の接客でトラブルが多発してしまう場合、原因が「相手の立場に立ちにくい」というASD傾向によることもあります。サービス業では苦労が多いかもしれません。

ASD

思ったことをそのまま言ってしまいます

ＡＳＤの大きな特徴のひとつは、人との関わり方が独特なこと。円滑なコミュニケーションがとりづらく、そのために人づきあいがうまくいかないことが多いのです。Ｊさん（27歳）のように、**自分の考えをそのまま口にして、相手を怒らせてしまう**こともしばしばあります。それを聞いた相手がどう感じるかに想像が及ばず、相手の立場に立つことができないのです。けれど、理屈は正しく聞こえるから、相手は「こちらが悪いというのか!?」とますます腹を立てる。相手の目には、Ｊさんの言うことは正しいけれど自己中心的で思いやりがない人、と映っているわけです。

こういう人は、例えば太っている人に「太っていますね」とストレートに言ってしまったりします。相手が太っていることを気にしているかもしれないことには、気づきません。**正直と言えば正直ですが、これでは周囲とよい関係を築くのは難しい。**けっして悪気があるわけではないのですが、人から少しずつ遠ざけられたりもするでしょう。

＼ラクになるコツ／

知識として知っておきたい。「人にはそれぞれの考えがある」

相手には相手の思いや言い分がある。そして、相手の考えは自分の考えとは違うかもしれない。それが現実なのだということを、知識としてまずしっかりと頭に入れましょう。相手の気持ちがわかりにくいのがASDの人の特徴ですが、**「相手が自分とは違うことを考えている可能性がある」と知っておくことは大切**です。

ペットボトルを正面から見ればボトルの形をしていますが、上や下から見れば丸い形ですよね。**物事は、角度を変えて見れば違って見えるもの。**人の考えもそれと似ています。

それをわかったうえで、話し出す前に立ち止まって考える習慣をつけることがトラブル回避につながります。気づかないまま、怒らせるような言い方をしているかもしれません。信頼できる友人や家族に「こういうことを言ってもいいかな？」と相談してみるのもいいですね。

ASD

周りのサポート

Tips

「言ってはいけない」対応マニュアルを整備

ビジネスシーンでは、まずは共感と謝罪。お客さんに非があるかのような言い方をしないのが大原則です。相手側に問題がある場合にはこのような言い方をするとか、具体的な会話例を示した対応マニュアルを準備しましょう。ASD傾向のある人が自力でマニュアルを作るのは難しいので、周囲がサポートしてあげてほしいですね。

ものの見え方は人によって違う

自分の見えているもの考えていることは、人も同じように見えていて考えている。
ASDの人はそう思い込みがちです。実際にペットボトルを手にとって横から、
上から眺めてみましょう。

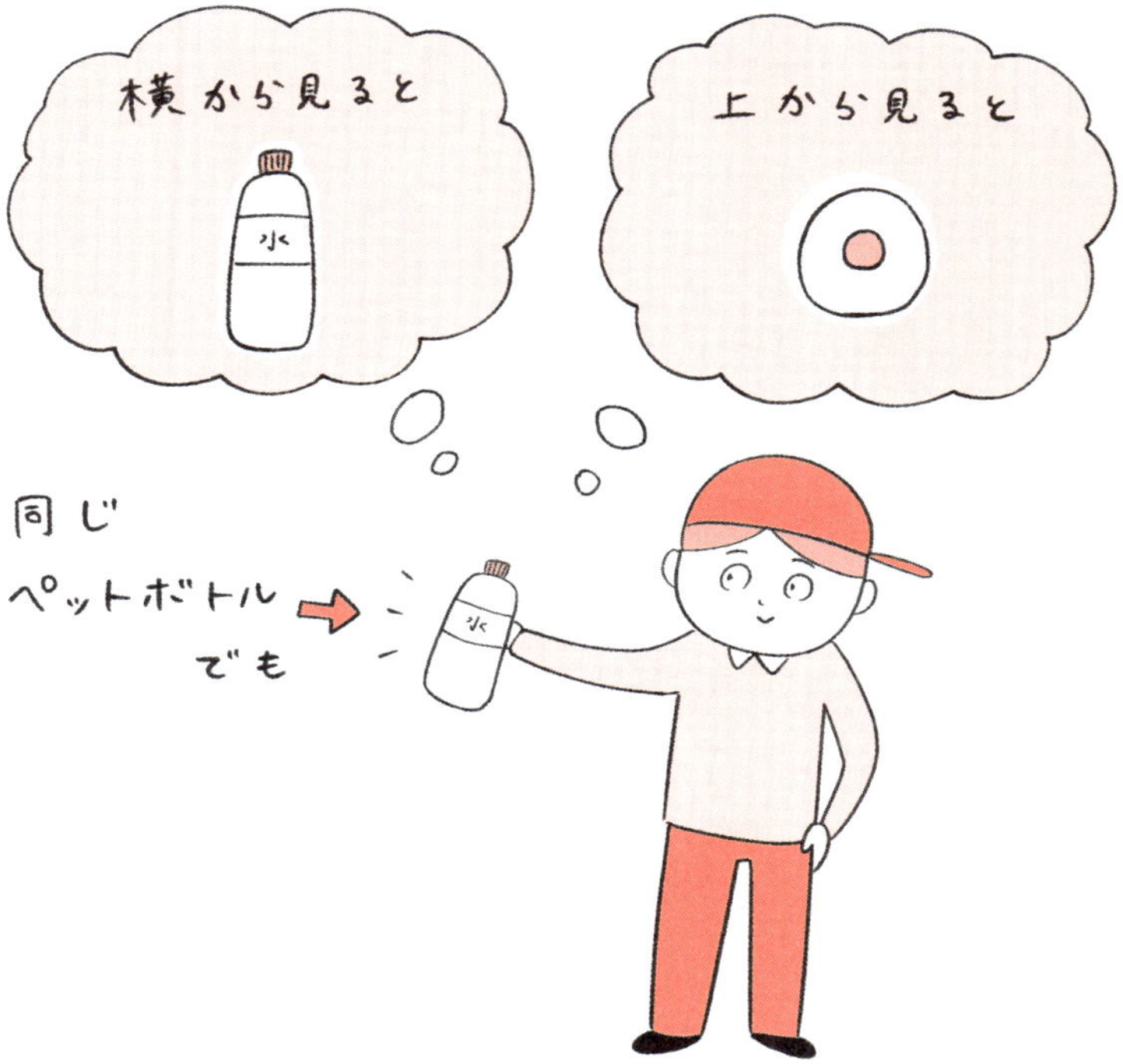

✕ **オレの言うことをなぜわからない!?**

◎ **相手には、どう見えている?**

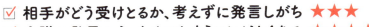

(ASDかも?)

02 場の空気を読むのが苦手で、周囲をうんざりさせてしまう

Kさん（39歳・男性）

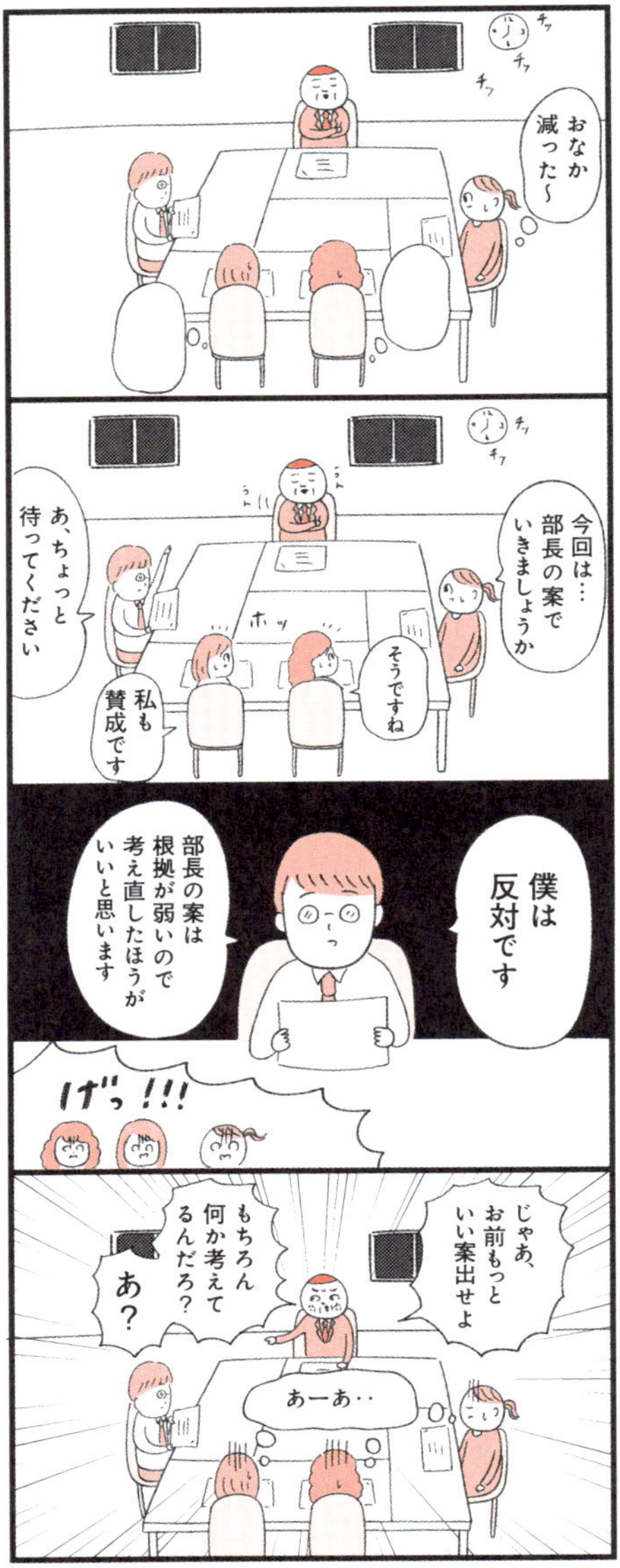
チッ
チッ
チッ
おなか減った〜
チッ
チッ
今回は…部長の案でいきましょうか
うん
うん
ホッ
そうですね
私も賛成です
あ、ちょっと待ってください
僕は反対です
部長の案は根拠が弱いので考え直したほうがいいと思います
げっ!!!
じゃあ、お前もっといい案出せよ
もちろん何か考えてるんだろ?
あ?
あーあ‥

もしかして発達障害?

- ☑ **相手がどう受けとるか、考えずに発言しがち ★★★**
- ☑ **会議の発言から、もめてしまうことがよくある ★★★★**

何が悪いのか自分では気づかないことが、ASDのひとつの特徴です。「相手の気分を悪くさせてしまうかもしれない」と思うことがなかなかできません。

ASD

「暗黙の了解」を理解するのが難しい

よく「空気を読む」といわれますが、空気は目に見えません。**目に見えないものの意味をくみとることは、ASDの人にはとても難しい**のです。「暗黙の了解」などという言い方もありますね。「普通はこうだから」「普通ならこんなことしないよね」と言われても、「普通」ってどういうこと？と混乱しがちです。

誰もはっきりとは言わないけれど、なんとなくその場の雰囲気で物事が決まる——そういう場面は、日本では特に多いように思います。納得できないと強く感じることもあるでしょう。海外には、文化の違いも大きいので、お互いが納得するまで意見を闘わせるのを当然とする国もたくさんあります。

みんなが空気を読み合っているところに、空気を読まない人があらわれて会議をひっくり返したりするのは、すべて悪いわけではないかもしれません。いいものが生まれることもあるでしょう。ただし、それは、ずっといっしょに話し合いを重ねて意見を交換させてきたうえでの発言の場合です。事情をよく知らない人がいきなり口をはさんだり、ダメ出しするだけで自分のアイディアはないというのでは、周囲はやっぱりうんざりしてしまうでしょう。

ラクになるコツ

反対意見を言うときこそ、相手を否定しない言葉を使う

空気を読むのが苦手でも、自分の意見を言わなければいけないときがあります。仕事の場だけではなく、友人同士でも家庭でも、「このまま流してしまってはよくない」と思う場面がありますよね。

自分の意見を言うときには、なるべく否定的な言い方をしないようにします。同じことを言うのでも、マンガのＫさんのように「部長の案は根拠が弱いので、考え直したほうがいいと思います」では、まるでケンカを売っているように聞こえます。「この案について、もう少し根拠を説明していただけますか」なら、前向きに話し合えるかもしれません。

反対意見を言うときにも、いったんは相手の意見を受け止めます。「なるほど、そういう考え方もありますね」から始めれば、雰囲気はぐっとやわらぎます。ＡＳＤの人は思ったことをストレートに口にしがちですが、**人との会話では「まず否定」ではなく「まず肯定」**を心がけましょう。

うまくいくコツ

Tips

会議の前に自分の意見を紙に書き出そう

会議でうまく話せない、場の空気を乱してしまうという人は、しっかり準備をしましょう。会議の前に、自分の意見を箇条書きします。それをまとめて原稿にできれば、なおいいですね。時間があるのなら原稿を声に出して読んで練習し、「こう聞かれたらこう答える」などの問答集を考えておくのも効果的です。

空気を読むのが苦手でもできること

ネガティブな言葉を断定的に使わない

「ダメだ！」と指摘するのは正しいことかもしれませんが、周囲の人からの反発を受けやすいものです。ソフトな言い方を工夫しましょう。「難しそうですね」「改善の余地があるかもしれません」「もう少し検討してみましょう」など、断定的な言い方を避けるだけでも、相手の受ける印象は変わります。

相談できる人を見つけよう

仕事の場でも同世代のグループでも、あなたのよき理解者を見つけられるといいですね。会議の際などは事前に相談すれば、ある程度の根回しができるかもしれません。そういう人を通じて、あなたに悪気がないことを周囲に理解してもらいましょう。

やんわりとした言い方をする

思ったことをストレートに口にしがちな人は、やんわりとした言い方になる言葉の引き出しをもちましょう。特に相手にお願いをしたり反論したりするときに、やんわり言葉を添えると効果的です。

- **お忙しいところ恐縮ですが**
- **心苦しいのですが**
- **確かにそのとおりですが**
- **お差し支えなければ**
- **ご都合がよろしければ**
- **せっかくなのですが**
- **あいにくですが**

など

ポイントは、相手の立場に立った言葉をひと言添える!ということです

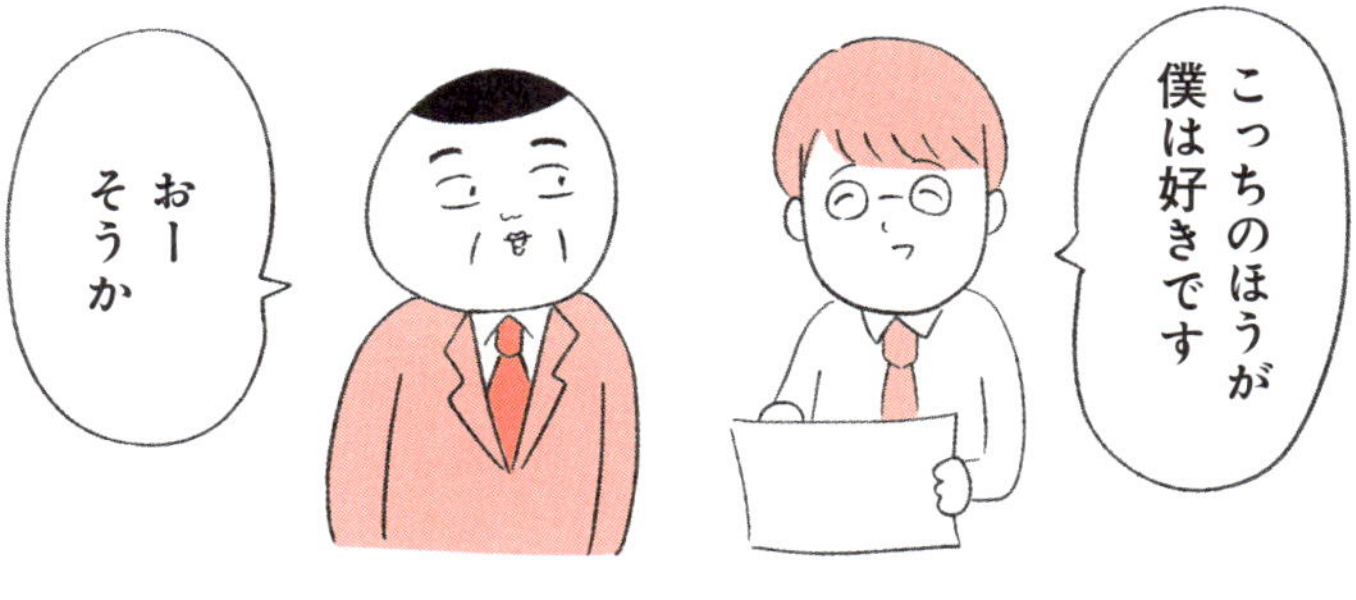

Lさん（38歳・女性）

（ASDかも？）

03 人との距離感がつかめず、グイグイと押しすぎて引かれる

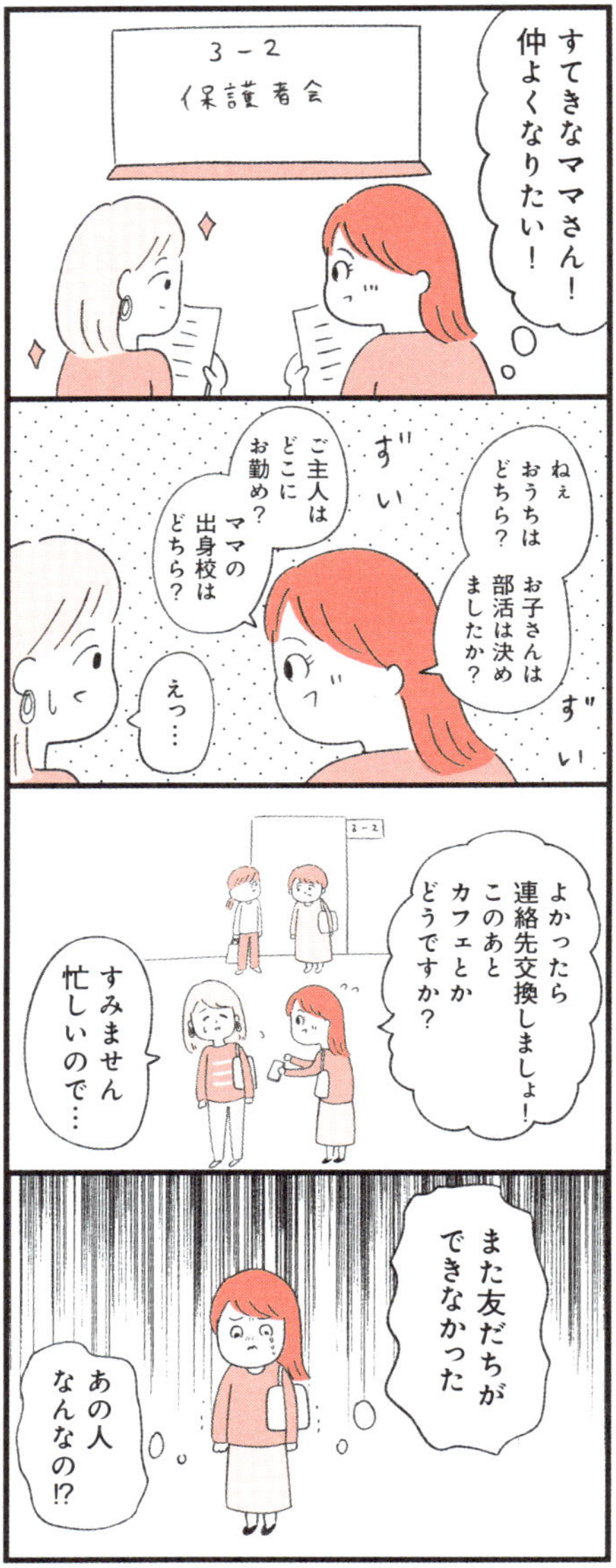
3－2
保護者会
すてきなママさん！仲よくなりたい！
ねぇ おうちはどちら？
お子さんは部活は決めましたか？
ずい
ご主人はどこにお勤め？
ママの出身校はどちら？
ずい
えっ…
3－2
よかったら連絡先交換しましょ！このあとカフェとかどうですか？
すみません忙しいので…
また友だちができなかった
あの人なんなの!?

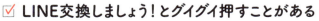

もしかして発達障害？

☑ **LINE交換しましょう！とグイグイ押すことがある** ★★★

☑ **初対面の人に、勤務先や学歴などを聞く** ★★★★

何を聞いても、相手が不愉快でなければ問題にはなりません。ASDの人は相手の気持ちを推測するのが苦手なため、嫌がっていると気づかずに聞いてしまうことがあります。

ASD

一方的な会話になりがちです

「会話は言葉のキャッチボール」とよくいわれますね。**ＡＳＤの人は、このキャッチボールが苦手**です。いろいろ話しているようでいて、相手の反応にかまわず自分のことを話す、あるいは次々に質問攻めにする。やたらと相手にボールを投げつけて、相手からのボールは受けとらなかったり無視したりしがちです。お互いに聞いて答えて、という相互的な会話ではなく、一方的になってしまうのです。

それだけでなく、**相手がどう思っているのかにも気づきにくいのです。**初対面で相手のパートナーの勤務先や出身校を聞くのは一般的には失礼なことですが、それがわからない。Ｌさん（38歳）は、世間ではそういうことになっているという、「暗黙の了解」にうといのです。外国の人は初対面でもざっくばらんに話しかけてきたりしますが、そういうフレンドリーさともちょっと違う。一方的・自己中心的に見えてしまいます。

いわゆる「不思議ちゃん」といわれる人にはこういうタイプがいて、知り合いに「おいしかったから」と大量にインスタント食品をあげたりします。顔を知っている程度の人にそれをされたら引いてしまいますが、そこがわからないのがＡＳＤの特性なのです。

ラクになるコツ

信頼できる人と会話マニュアルを作ろう

ＡＳＤの人は、「なんとなく」「適当に」「いいあんばいに」という、あいまいなことを言われてもよくわかりません。人との距離感をつかむのが難しくて困っている人は、**具体的に何を言うのか、どう行動するのかのマニュアルを作るのがおすすめ**です。これはぜひ、信頼できる家族や友人、カウンセラーなどに協力してもらいましょう。

初対面の会話にふさわしい話題はこれ、相手が「ノー」と言いやすいように「よろしければ教えていただけますか？」と言葉を添えるなど、**会話のテクニックや定型文を作っておく**のです。

アドリブや臨機応変な行動は苦手ですが、決まった型をなぞるのならやりやすいでしょう。英語を英会話教室で習うように、会話のキャッチボールも練習して身につけていきましょう。少しずつ相手との距離を縮める会話ができるようになるといいですね。

うまくいくコツ

Tips

スモールステップで少しずつ距離を縮めよう

仲よくなりたい、相手のことを知りたいと思うと、あと先を考えずに突っ走ってしまいがちなASDの人。でも、人と親しくなるには、少しずつ段階を踏む必要があるのです。いっぺんに親しくなろうとせずに、今はステージ1、そろそろステージ2に進んでもいいかなと、少しずつ関係を深めることを意識しましょう。

ASD

世間話の3大おすすめテーマ

人との距離感をつかむのが苦手で、初対面の人との会話が心配。
そんな人におすすめの当たりさわりのないテーマがこの３つです。
誰にでも共通のこととして話が進みやすく、相手を傷つけることもありません。

天気・季節

「いい天気ですね」「暑いですね」「寒いですね」「雨ばかりでイヤになりますね」「雪が積もりましたね」「そろそろ花粉症の季節ですね」など、天気、天候、季節の移り変わりなど。「今年は桜の開花が早かったですね」「そろそろ紅葉が楽しみですね」など、植物の話なども盛り込めると、なお好感度アップ。

食べ物

食事が提供されている会であれば、食べ物のことを話すのは大定番。「コレすごくおいしいですね」「どうやって作るんでしょうね？」など、食べているもののことを話すのが無難です。さらにそこから「料理家の○○先生のレシピはとても作りやすいですよ」「○○県産のトマトがおいしいですよ」など、会話を広げていけるとなおいいですね。

出身地

「○○県の出身です」「関西人です」「田舎で育ちました」「父の仕事の関係でいろいろな場所に住みました」「一度も○○県を離れたことがありません」などは自己紹介の基本。その場に同じ出身地の人がいると、親近感で仲よくなれそうですね。また、相手の出身地の話に「○○城に行ったことありますよ」など、自分の興味関心を加えて話すと会話がスムーズになります。ただし、話しすぎないように注意しましょう。

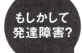

（ASDかも？）

04 ディスカッションが超苦手。頭がフリーズしてパニック!!

Mさん（26歳・男性）

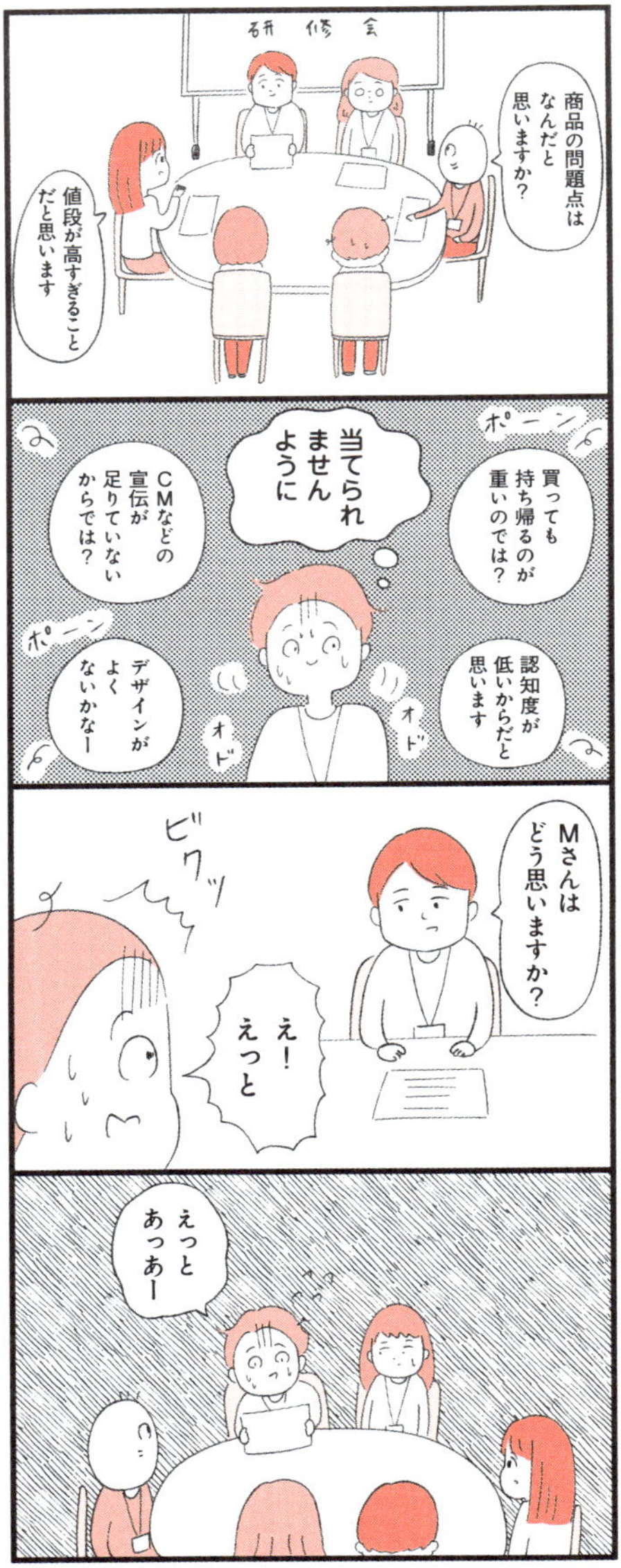

研修会
商品の問題点はなんだと思いますか？
値段が高すぎることだと思います
ポーン
買っても持ち帰るのが重いのでは？
当てられませんように
CMなどの宣伝が足りていないからでは？
ポーン
認知度が低いからだと思います
デザインがよくないかなー
オド
オド
Mさんはどう思いますか？
ビクッ
え！えっと
えっとあっあー

もしかして発達障害？

- ☑ **自分の順番が回ってきても、何も言葉が出ない** ★★★
- ☑ **発言を求められると、ドキドキして息苦しくなる** ★★★★

グループでの話し合いで息苦しくなるほどだと、社交不安症（SAD）の傾向があるかもしれません。ASDの人の中には、社交不安症（SAD）の症状をもつ人が少なくありません。

ASD

みんなが自由に意見を言い合う場では情報が多すぎて処理が追いつかない

パニックというとり乱して泣きわめくようなイメージがあるかもしれませんが、実は**静かにフリーズするケースもあります。**ここに出てくるMさん（26歳）が、そのタイプです。目の前でやりとりされる情報を処理しきれず、頭の中が真っ白になっています。

ASDの傾向がある人は、一度に多くの情報が入ってくると処理が追いつかず、オーバーヒートしてしまうことがあります。1対1での会話なら、言葉のやりとりはキャッチボールです。飛んできた球を受けとって、投げ返せばいい。それでもぎごちなくなりやすいのですが、ディスカッションとなるともっと大変です。いろいろなところからバンバン飛んでくる球を拾って投げ返さなくてはいけない。球があちこちに交錯して、6人いればそれが6倍になる。ひとつのことを話し合っていると思ったら、いつの間にか別のテーマに移っていることもある。そうなると、もうどこから球が飛んでくるのか、どこに返せばいいのかがわからなくなってしまう。情報処理のできる量に限りがあるので、頭の中がパンクしてしまうのです。

ラクになるコツ

思い切ってカミングアウトすれば配慮してもらえるかも

何人もの話を聞いて、理解して、自分の考えを言う。コミュニケーション力をフル活用する**ディスカッションや研修会は、ワーキングメモリー（記憶のおぼん）の容量が少ないASDの人にとっては大きな負担。**無理して参加しない選択もあるでしょう。

あるいは状況によっては**「ディスカッションが苦手なんです」と、カミングアウトするのもあり**です。職場によっては、例えば「Mさんは聞くだけの参加でいいですよ。意見はあとで紙に書いて出してください」などと対応してもらえるかもしれません。また、本来は5人グループで話し合うところを3人にしてもらう、文章の形でまとまったものに対して意見を言うなどすると、負担感はずっと減るでしょう。配慮をしてもらえるかどうかは状況にもよりますが、相談してみてもいいかもしれません。

周りのサポート

Tips

オンラインは参加しやすい形式

さまざまな情報に触れると、つながりが見えにくくなるのがASDの人の特徴です。ディスカッションの人数を絞るなどの他に、オンライン参加にするのもいいですね。オンラインだと、2人が同時に発言することがあまりありません。ASDの傾向がある人には、とても参加しやすい形式です。

味方になってくれる人を見つけよう

その場に1人でも、あなたの味方になってくれる人がいれば気持ちは落ち着きます。
信頼できる上司や同僚などに伝えてみましょう。ただし、伝え方にも注意が必要です。
自分の特性を説明したうえで、「〜していただけると助かります」
「配慮していただけるとうれしいです」というように、
あくまでもお願いする形で伝えましょう。

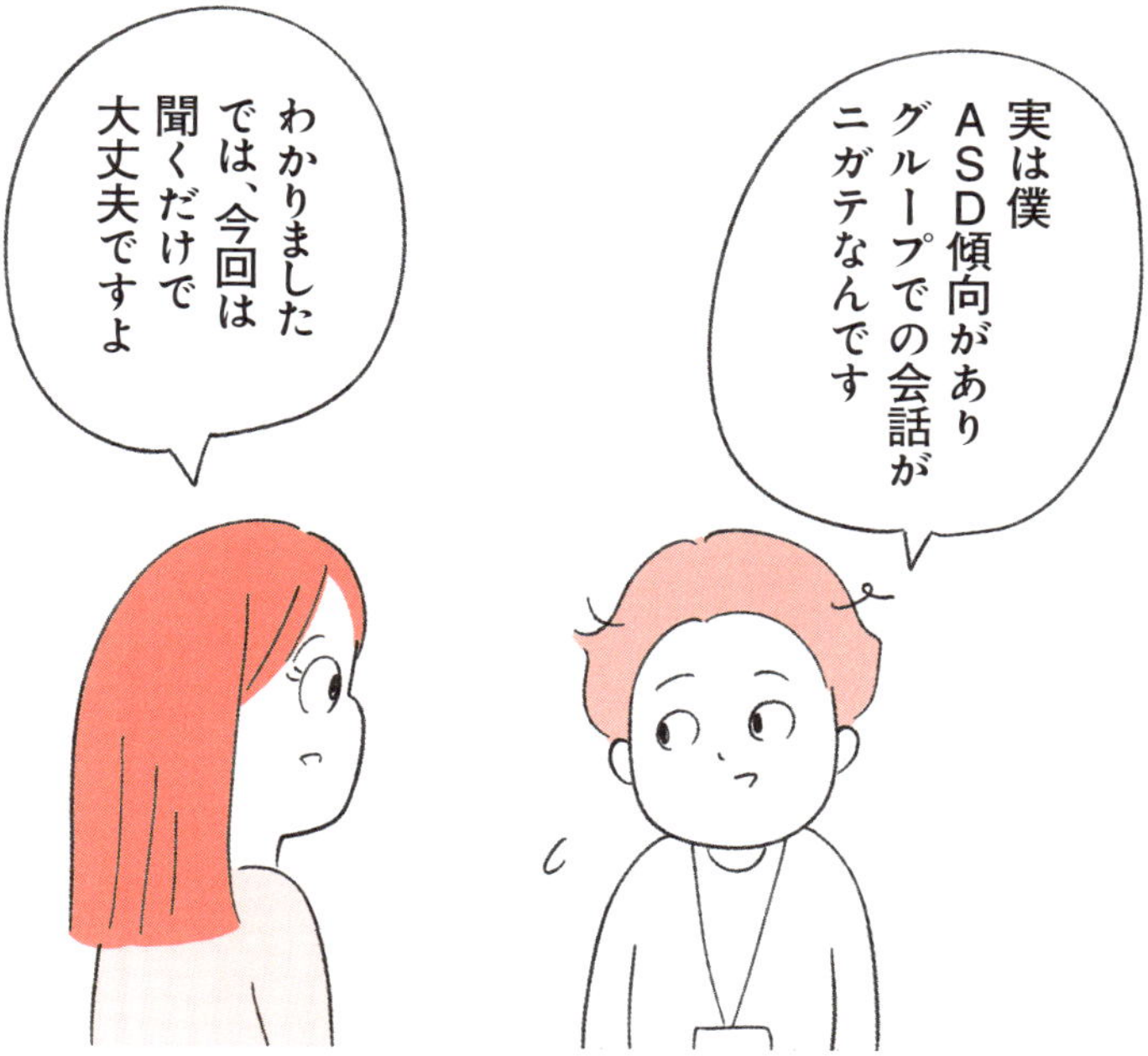
実は僕
ASD傾向があり
グループでの会話が
ニガテなんです
わかりました
では、今回は
聞くだけで
大丈夫ですよ

社交不安症（SAD）とは？

人から注目されたり、否定的に評価されたりすることに強い恐怖を覚え、社会との交流を過度に避けるようになる症状。仲間から拒絶されることをくり返したりすることなどが原因で発症します。ASD の人の中にはSADの傾向が見られる場合が多くあります。

（ASDかも？）

05 飲み会や食事会ではいつもひとりポツン…

Nさん（28歳・女性）

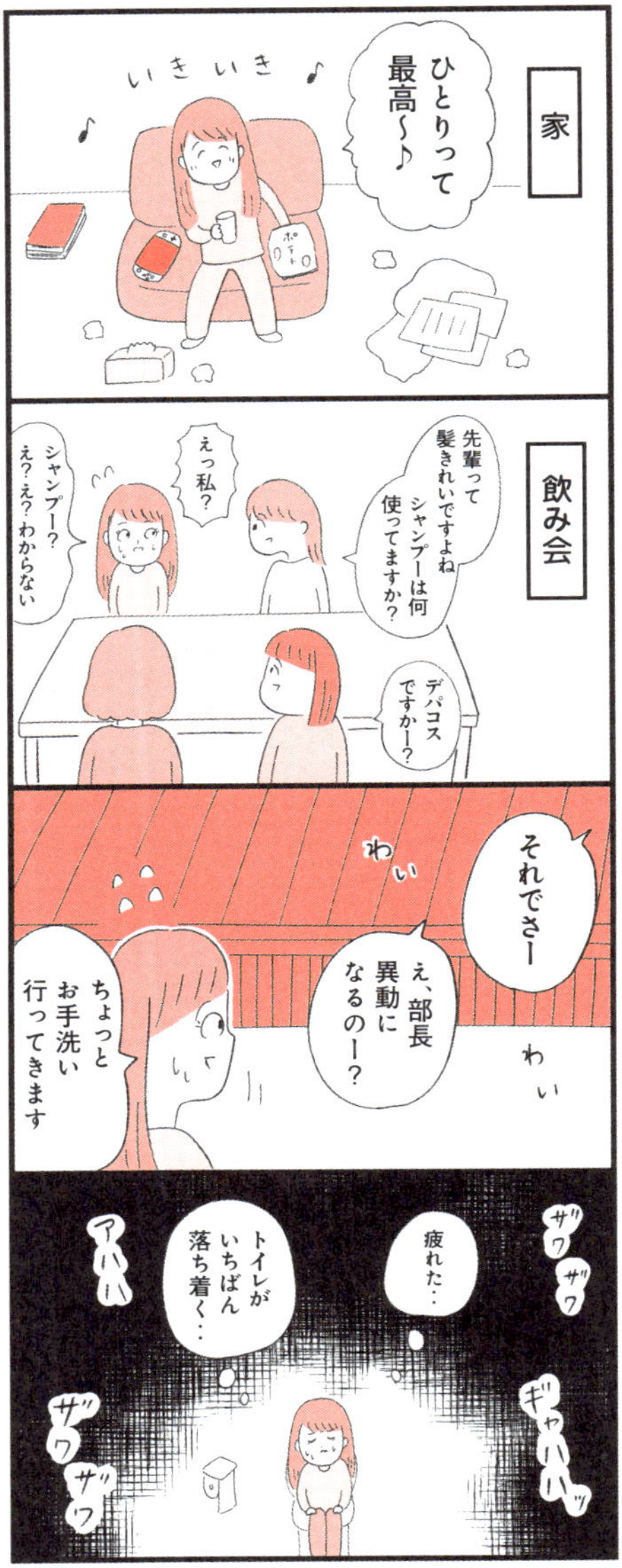
家
ひとりって最高〜♪
いきいき
飲み会
先輩って髪きれいですよね シャンプーは何使ってますか？
えっ私？
シャンプー？ え？え？わからない
デパコスですかー？
それでさー
わい
え、部長異動になるのー？
わい
ちょっとお手洗い行ってきます
ザワザワ
疲れた…
トイレがいちばん落ち着く…
アハハ
ギャハハッ
ザワザワ

もしかして発達障害？

☑ **人が集まる場所が苦手** ★★

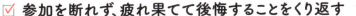

☑ **参加を断れず、疲れ果てて後悔することをくり返す** ★★★

1人や少人数を好み、大勢の人が集まる場所が苦手な人は、ASDではなくてもいるでしょう。ただ、あまりに程度が強く、いつも疲れるようだと、原因がASDにあるかもしれません。

ASD

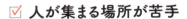

困っていることに気づかれない受け身タイプのASD

人との関わり方が独特で、コミュニケーションがうまくとれないASDの人。相手の気持ちにおかまいなくグイグイ押しまくる人がいる一方で、Nさん（28歳）のように**人が集まる場所が苦手、何を話していいのかわからないという人も**います。押しの強い人と静かでおとなしい人は、一見正反対のように見えますが、人とほどよい距離を保ってつきあうことができずに困っている点は共通しています。

Nさんは、**ASDの中の「受動型」とされるタイプ**です。誰かに話しかけられればそれに応じたりはしますが、**自分から人と関わっていこうとはしません。**心の中では「どうしよう、どうしよう」と困っているのですが、それが表からは見えにくい。もしかしたら、そんなNさんに周囲は気を使って、仲を深めるきっかけにと、飲み会に誘っているのかもしれません。しかし、受動型の人は従順なので、誘われれば「ノー」と言えない。周囲の気遣いは、かえってつらいということもあります。

変化に対して臨機応変に対応するのが苦手なASDの人には、飲み会などでの会話&ランチタイムの雑談などは想像以上に疲れることなのです。

＼ラクになるコツ／

「あんまりしゃべらない人」だとわかってもらえるとラクに

職場の**飲み会や食事会が苦手な人は、徹底して聞き役に回るのも悪くありません。**「私はおしゃべりが苦手ですが、みなさんのお話を聞いているのが楽しいです」と言えば、周囲もあまり気を使わずにいられますね。**無理に話をしようとがんばらなくてもいい**のです。「こういう場であんまりしゃべらない人なんだ」と、周囲にわかってもらいましょう。黙っていることが受け入れられると、とても気持ちがラクになります。

ちょっとした役割を引き受けるのもいいですね。例えば、ドリンクバーの係になってちょこちょこと飲み物を補充するのはどうでしょう。あるいは、「今日は写真係になりますね」と断って、談笑しているところを撮るのに徹するのもいいかもしれません。最初に「こういう役を引き受けます」と表明すれば、話さずに動いていても目立ちません。

うまくいくコツ

Tips

「聞き上手な人」になろう

「はい」ばかりだけでなく、「そうなんですか」「すごいですね」などの相づちのバリエーションがあると、相手が気持ちよく話を続けられます。あとは、深刻な話でなければ、できるだけ笑顔でいると場がなごみます。「いい聞き役」は周囲からも好印象をもたれるでしょう。

無理して参加しなくてもいい

人の誘いをうまく断れないのもASDの特性のひとつですが、
無理に参加しなくてもいいということは心に留めておきましょう。
当たりさわりのない理由をつけて、途中で失礼する手もありますよ。

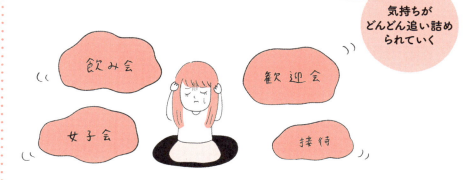

誘われるたびに参加していると

気持ちが
どんどん追い詰め
られていく

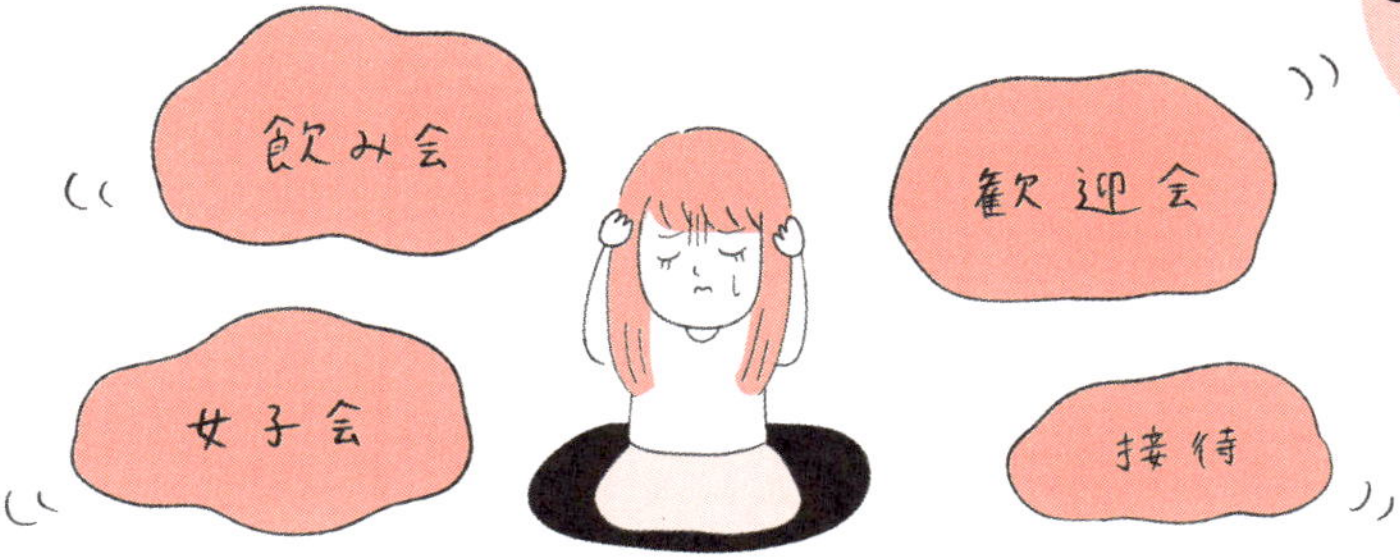

飲み会
歓迎会
女子会
接待

相手も納得する言い訳を決めておこう

お互い
イヤな思いを
しない

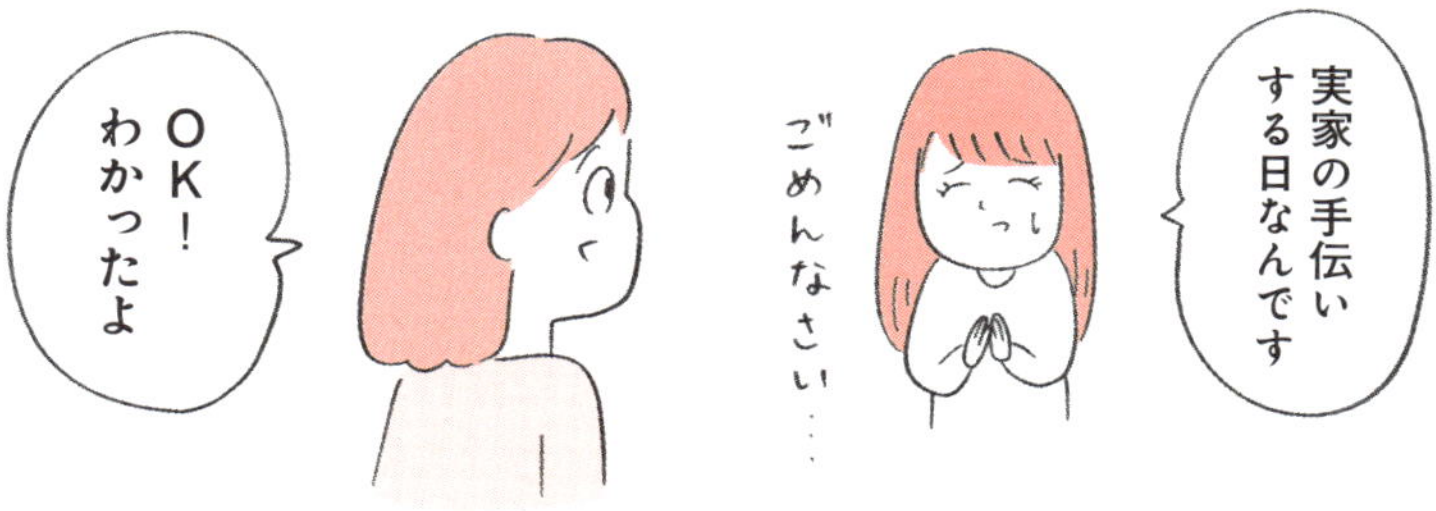

実家の手伝いする日なんです
ごめんなさい…
OK！わかったよ

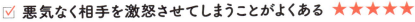

Kさん（39歳・男性）

（ ASDかも？ ）

06 その場に合った言葉遣いができず、相手を怒らせてしまう

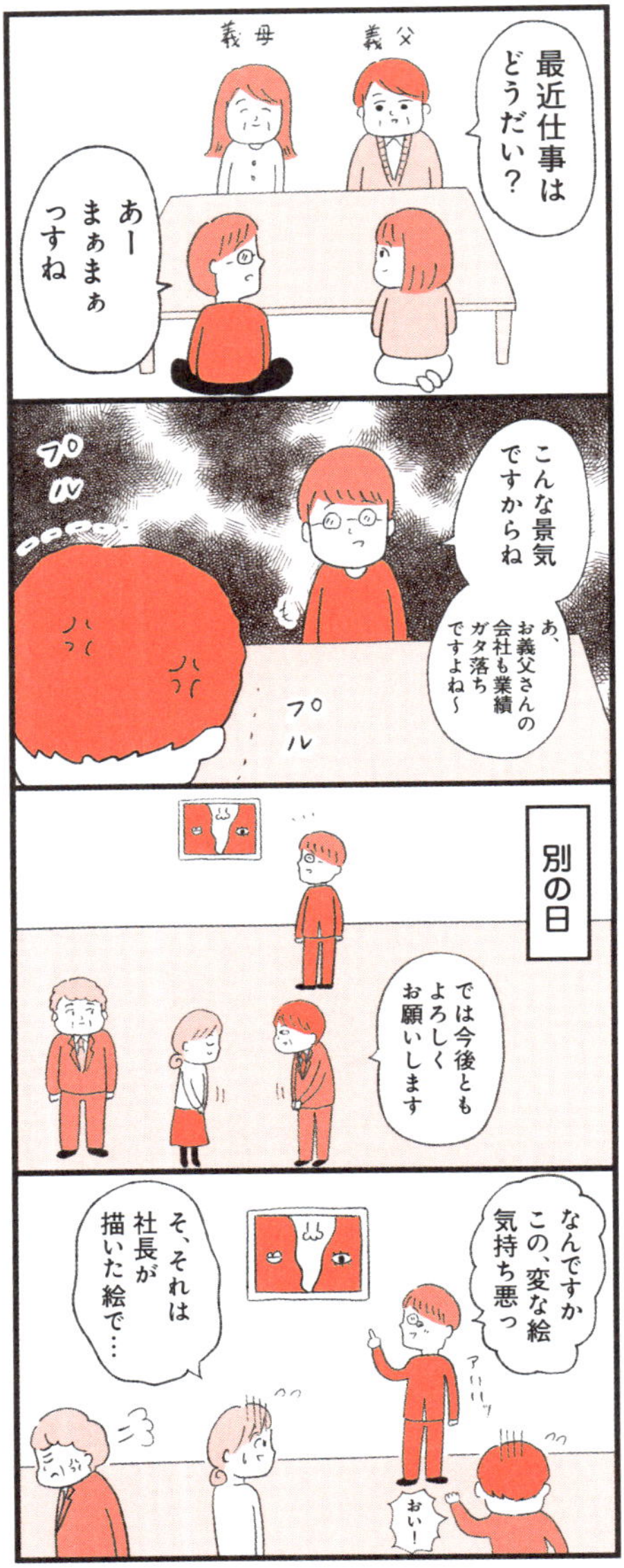

義父
義母
最近仕事はどうだい？
あー まぁまぁ っすね
こんな景気ですからね
あ、お義父さんの会社も業績ガタ落ちですよね〜
プル
プル
別の日
では今後ともよろしくお願いします
なんですか この、変な絵 気持ち悪っ
そ、それは 社長が 描いた絵で…
おい！

もしかして発達障害？

☑ シーンによっての敬語の使い分けが苦手 ★★★

☑ 悪気なく相手を激怒させてしまうことがよくある ★★★★★

ASDの人の特徴として、相手の気持ちに気づきにくいということがあります。「やらかした」感覚が全くないのに、相手が怒ることがしょっちゅうあるとしたら可能性が高そうです。

ASD

人との距離感をつかむのが苦手

お店で不自然になれなれしい店員が商品をすすめてきて、居心地の悪さを感じたことはありませんか？　売るためのテクニックでそうしている可能性もありますが、もしかしたらＡＳＤの傾向がある人なのかもしれません。**ＡＳＤの人は自分の立場や状況にふさわしい言葉選びができず、相手を怒らせてしまう**ことがあるのです。

人と人とのコミュニケーションの中で多くの人は、その場であえて言わなくてもいいことを言わずにいたり、**親しさの度合いで敬語の使い方をコントロールしたり**といった配慮をしています。しかし、ＡＳＤの人はそれが苦手。思ったことをそのまま口にしてしまいます。それがズバッと核心を突くことだったりすると、なおさらひんしゅくをかいやすいのです。さらに、**敬語を使うのも苦手**な傾向にあるので、本人にはそんなつもりはないのに偉そうだと思われてしまいます。

相手や場所に合わせてふさわしい話題を選び、ふさわしい言葉遣いをするのは、ＡＳＤの人にはハードルが高いことなのです。相手が家族や親戚などで緊張感が薄れていると、より遠慮のない発言をしがちです。近しい人であるほど、怒らせてこじれるとダメージは大きく、関係を修復するのが簡単でなくなってしまうこともあります。

＼ラクになるコツ／

迷ったときは、より丁寧な言葉遣いを心がける

人との距離がつかみにくいＡＳＤの人は、上司に友だちのような口をきいたり、長いつきあいの友人に堅苦しいあいさつをしたりすることがあります。ただ、大原則としては**「くだけすぎた言葉遣いよりも、丁寧な言葉遣いのほうがいい」**ということを覚えておきましょう。**敬語や丁寧な言葉遣いは、相手と気持ちよくおつきあいをするためのツールのひとつ**です。それは使えたほうがいいでしょう。丁寧すぎて堅苦しいと思われたほうが、くだけすぎで不愉快に思われるよりもずっといいのです。使いこなせないような難しい言葉を使う必要はありません。自分がわかっている範囲での、丁寧な言葉で話しましょう。どんなに相手が親しくしてくれたとしても、目上の人に対しては敬語を使う、丁寧な言葉で話すのが基本なのです。

周りのサポート

Tips

それとなく話題を変えて場の雰囲気を落ち着かせる

ASD傾向のある人のうっかり発言で、その場の空気がピリピリしそうなときは、やんわりと話題を変えるようにしましょう。発言を真に受けたり、深追いしたりしないこと。「そろそろデザートにしましょうか」などと話題を変えれば、痛いところを突かれてむっとしていた人の救いにもなります。

言葉遣いをスキルアップ!

同じ意味でも言い方で丁寧度はアップする

より丁寧な言い方

「～して」


「～してね」

「～してください」

「～してくれますか?」

「～していただけますか?」

「～していただけると助かります」


「ごめん」


「ごめんなさい」

「すみません」

「申しわけありません」

「大変失礼いたしました」

「深くおわび申し上げます」

相手にソフトに伝えるための言い方変換

できません ➡ いたしかねます

知りません ➡ 存じ上げません

ありません ➡ ございません

なぜですか? ➡ 理由をお聞かせいただけますか?

なんの用ですか? ➡ どのようなご用件でしょうか?

どうしますか? ➡ いかがいたしましょうか?

あなたは誰? ➡ どちらさまでしょうか?

知ってますか? ➡ ご存じですか?

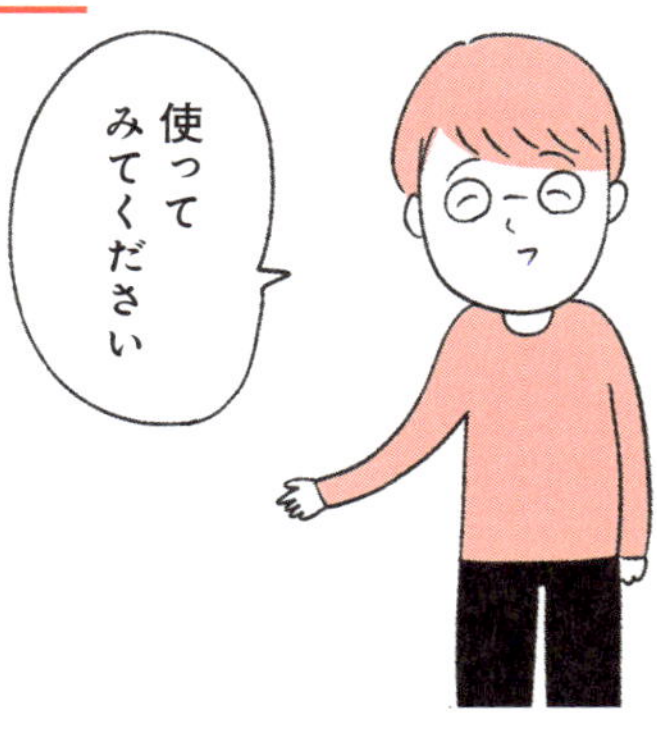

（ ASDかも？ ）

07 人の言葉を疑いなく信じて、痛い目にあってしまう

Nさん（28歳・女性）

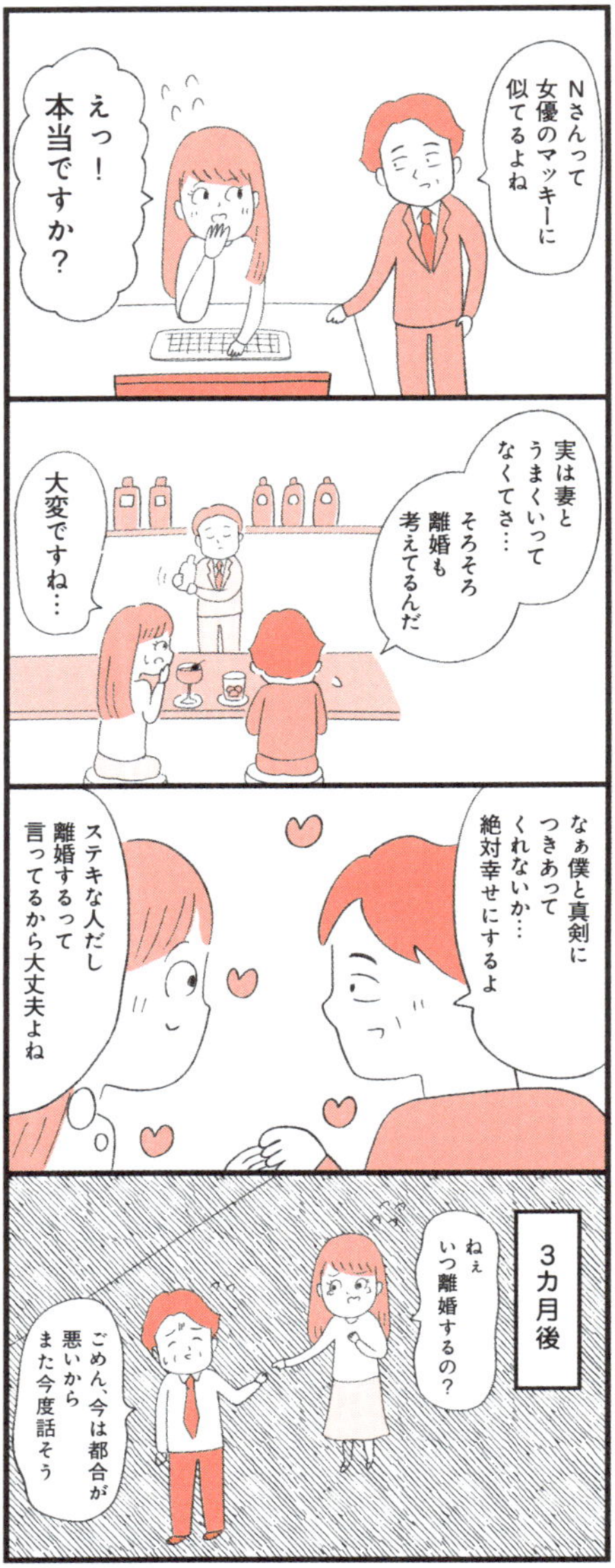
Nさんって 女優のマッキーに 似てるよね
えっ！ 本当ですか？
実は妻と うまくいって なくてさ… そろそろ 離婚も 考えてるんだ
大変ですね…
なぁ僕と真剣に つきあって くれないか… 絶対幸せにするよ
ステキな人だし 離婚するって 言ってるから大丈夫よね
3カ月後
ねぇ いつ離婚するの？
ごめん、今は都合が 悪いから また今度話そう

もしかして発達障害？

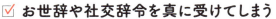

- ☑ **お世辞や社交辞令を真に受けてしまう** ★★★
- ☑ **恋愛で裏切られることが多い** ★★★★

恋愛関係は複雑な要素が絡み合っているので、発達障害と関連づけるのが難しいところもありますが、ASDの人は恋愛トラブルも多い傾向にあります。

お世辞や冗談を真に受けがちです

ASDの人は、**言葉の裏の意味を考えたり、深読みしたりするのが苦手**です。言われたことを、素直にそのまま信じてしまいます。Nさん（28歳）のようなピュアな女性は、「ちょっと遊んでやれ」という、悪い男の下心に気づかないのです。**お世辞や冗談も真に受けがち。**だらしがないという皮肉の意味で「ラフな服装だね」と言われても、その言外の意味に気づきません。引っ越しのあいさつ状に「お近くにお越しの際はお立ち寄りください」とあれば、文字どおりに受けとって出かけていき、相手を困惑させたりします。

こういうタイプの人は、「すぐ返すから1万円貸してくれない？」と言われれば、「すぐ返してくれるなら大丈夫ね」と、素直に1万円を渡したりします。忘れたふりをしてウヤムヤにされてしまうかもしれない、とは考えません。もしかしたら「この人に貸すのはちょっと……」という疑いが頭をよぎるかもしれませんが、**お願いされたことを断りにくいのもまたASDの特性**なのです。

疑うことを知らないうえに断ることも苦手ですから、悪意のある人や商品を売りつけようとする人にとっては格好のターゲット。あまりゆとりのない中、必要のない保険を次々に契約して、月に5万円も保険料を払っている、などということになりやすいのです。

＼ラクになるコツ／

その場ですぐに返事をしないで、考える時間をかせぎましょう

ＡＳＤの人は、悪意をもってだまそうとしたり、甘い言葉で誘惑しようとする人の言葉も、素直に受けとってしまいがちです。残念なことですが、世の中にはそういう人もいるのだということを、まずは心に留めておきましょう。何度か痛い目にあっているのなら、自分はそういう人に狙われやすいタイプかもしれないと自覚しましょう。

そのうえで、**相手の気持ちがよくわからなかったり、少し変だなと思ったりしたら、すぐに返事をしないのがおすすめ。**「考えさせてください」「あとでご連絡します」というように、いったんその場から離れるのです。**ＡＳＤの傾向がある人は断ることも苦手**です。でも、「少し待って」と伝えるのは、その場で断るよりもハードルが低くなります。ずるずる巻き込まれないためにも、考えたり相談したりする時間をかせぎましょう。

ASD

周りのサポート

Tips

相談しやすい風通しのいい関係を保つ

危なっかしくて気になる人がいるのなら、できるだけ風通しのいい関係を保ってあげて。本人が相談しやすい雰囲気があれば、「そういうときにはこう断るといいよ」などと具体的なアドバイスができます。周囲が「ちょっと心配だわ」と自然な流れで言ってくれることが、本人を守ることにつながるのです。

本当の意味がわかりにくい
言葉のパターン集

比喩

「お母さんは、わが家の太陽だね」

▼

【ASD的発想】

えっ、お母さんは人間でしょ!?

「風のように速く走る」「花が笑っている」「愛は地球を救う」など、まるで〜のようだという表現です。文字どおりに受け止めると「ありえない!」と混乱します。

社交辞令

「そのうちにごはんでも」

▼

【ASD的発想】

はい。いつにしますか?

物事がスムーズに進むように、儀礼的に口にするあいさつやほめ言葉が社交辞令。「すてきな服だね」「また誘ってね」などは社交辞令の可能性ありです。

伝えたいことは別

「ちょっとガスの火を見ていてね」

▼

【ASD的発想】

お鍋がふきこぼれてもガスの火をじっと見ている

見ていてねと言われたので、見ているのがASD。「お鍋がふきこぼれそうになったら火を止めてね」とまで言われないと、相手が本当に伝えたかったことが理解できません。

お世辞

「すてきな部屋ね。私が住みたいわ」

▼

【ASD的発想】

そ、それは困る!

本心からではなく、相手を気持ちよくさせるためのトーク術がお世辞です。額面どおりに受け止められると、お世辞を言った相手は困ってしまいます。

皮肉

「ずいぶん個性的な服ね」

▼

【ASD的発想】

ほめられちゃった♪

遠回しに非難したり、意地悪を言ったりするのが皮肉。「個性的だね」と言われて、場違いな服装を皮肉られているとは気がつきにくいのがASDの特性です。

悪意や下心

「このつぼを置くと運気が上昇します」

▼

【ASD的発想】

へえ、すごい!

言われたことをそのまま素直に信じると、場合によっては詐欺にひっかかってしまうことも。お酒の席などでの異性からの甘い言葉にも、注意する必要がありそうです。

Oさん（34歳・男性）

（ ASDかも? ）

08 自分は何も悪くないのに…、どうして謝らなくちゃいけないの!?

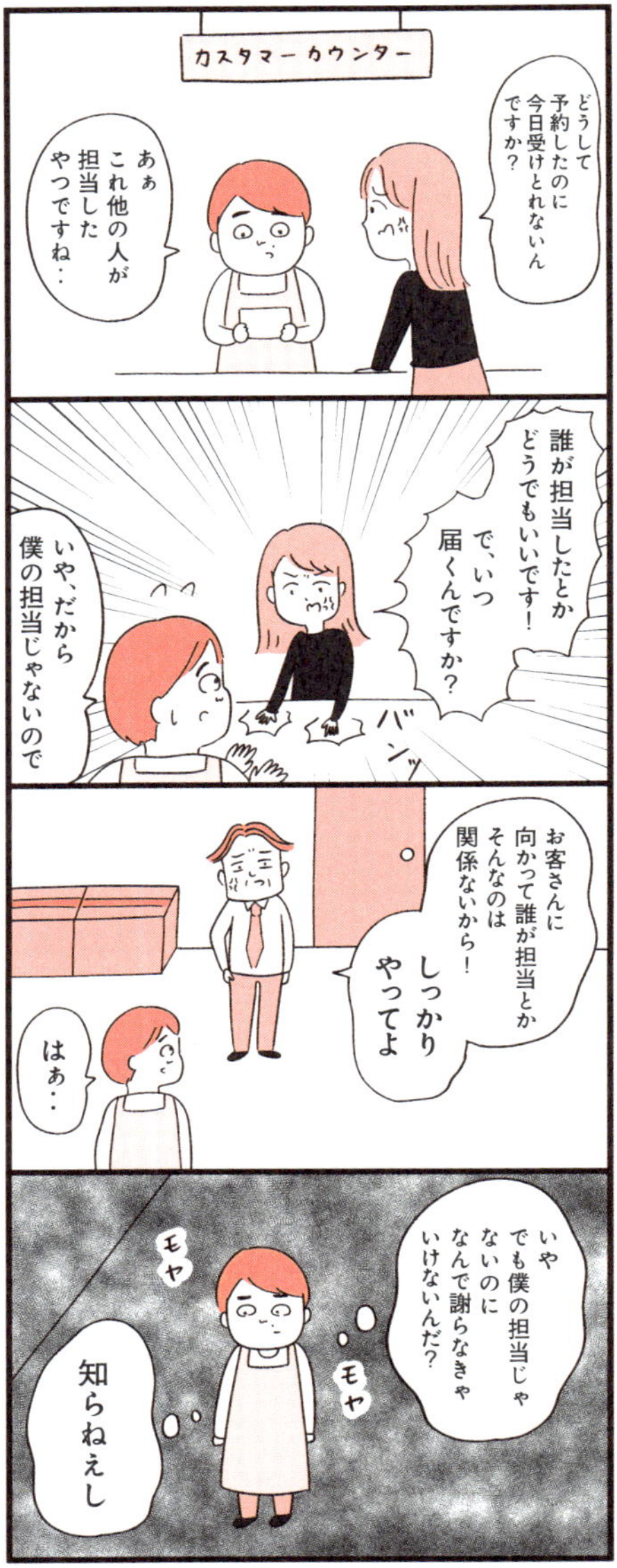
カスタマーカウンター
どうして予約したのに今日受けとれないんですか?
あぁ これ他の人が担当したやつですね・・
誰が担当したとかどうでもいいです! で、いつ届くんですか?
バンッ
いや、だから僕の担当じゃないので
お客さんに向かって誰が担当とかそんなのは関係ないから!
しっかりやってよ
はぁ・・
いや でも僕の担当じゃないのに なんで謝らなきゃいけないんだ?
モヤ
モヤ
知らねえし

ASD

もしかして発達障害?

- ☑ 「ごめんなさい」を言うのが苦手 ★★
- ☑ 仕事上必要でも、納得しないと謝罪しない ★★★★★

相手の気持ちや、仕事上の立場から、謝ったほうがうまくいく。そんなシーンでもASDの人は、「自分は悪くない」と、かたくなに謝らないことがあります。

謝ることに納得できないのは周囲の問題を自分ごとと思えないから

きまじめで融通がきかないのは、ASDの人によく見られる傾向です。ここに登場するOさん（34歳）は、もし自分が発注ミスをしたのなら謝ったでしょう。でも担当したのは他の人なので、それはミスをした人の責任だと思ってしまいます。**謝れと言われても、納得できない気持ちが勝ってしまいます。**Oさんのそういう気持ちは周囲にも伝わりますから、だんだん会社にいづらくなるかもしれません。

人は、ひとりで生きているわけではありません。組織で働いていれば多くの人は、自分が組織の一員だということを、理解しています。ところが**ASDの人は、自分の問題を周囲と結びつけて考える力、周囲の問題を自分ごととしてとらえる力が弱い**のです。発注ミスをしたのは、自分が働く会社の同僚です。組織で仕事している以上、これは自分の問題でもあるのです。会社を代表して「申しわけありません」と謝らなくてはならない場面なのです。しかし、その想像力が働きにくい、全体を見る力が弱いのです。頑固に意地を張り続けて、問題がどんどん深刻になってしまうのです。

＼ラクになるコツ／

「ごめんなさい」のひと言が、あなたを救う

自分は悪くないという思いにとらわれると、違う視点をもちにくいことはASDの人によくみられます。こういうタイプの人に知っておいてもらいたいのは、**「ごめんなさい」のひと言があれば許されることがたくさんある**ということです。すぐに謝ればトラブルは収まるのに、それがないから周囲の目がどんどん厳しくなる。**「ごめんなさい」は、生きづらさを抱えているあなたを助けてくれる大切なフレーズ**なのです。

裁判では、相当にひどいことをした人でも、「改悛《かいしゅん》の情がある」（反省を態度で示している）と刑期が短くなることもあります。謝罪にはそういう力があるのです。特に日本は、謝った人にはわりあい寛容な社会です。謝ればすべてが解決するわけではありませんが、必要なときにきちんと謝ることの大切さを知っておくと役立つ場面が多いです。

うまくいくコツ

Tips

謝罪のハウツーをマニュアルにしておこう

家族や恋人同士のもめ事だと、謝って終わりにはならないかもしれません。でも仕事の場なら、真摯に謝っていると思ってもらうことが大切です。謝るのが難しい人は上司や同僚に相談して、謝罪の手順をマニュアル化しておきましょう。謝罪の言葉をいくつか書き出して、常日ごろから口にする練習をするのも効果的です。

仕事の場での謝罪テクニック

口先だけで謝っていると思うと、相手はかえって不快になるかもしれません。
特にビジネスシーンでは、「テクニック」としての
謝罪の仕方を身につけておきたいですね。

言い訳をしない

言い訳は聞き苦しいものです。遅刻をしたときに「電車が遅れて」などと、初めに“自分は悪くない”アピールをするのはNGです。まずは、きちんと「遅れて申しわけありません」「お待たせしてすみません」と謝りましょう。

謝りすぎない

くどくどと謝罪の言葉を重ねるのはときには逆効果。ささいな失敗に「おわびの言葉もありません」などとおおげさに言うのもやめましょう。「このたびはご迷惑をおかけして、大変申しわけありませんでした」でいいのです。

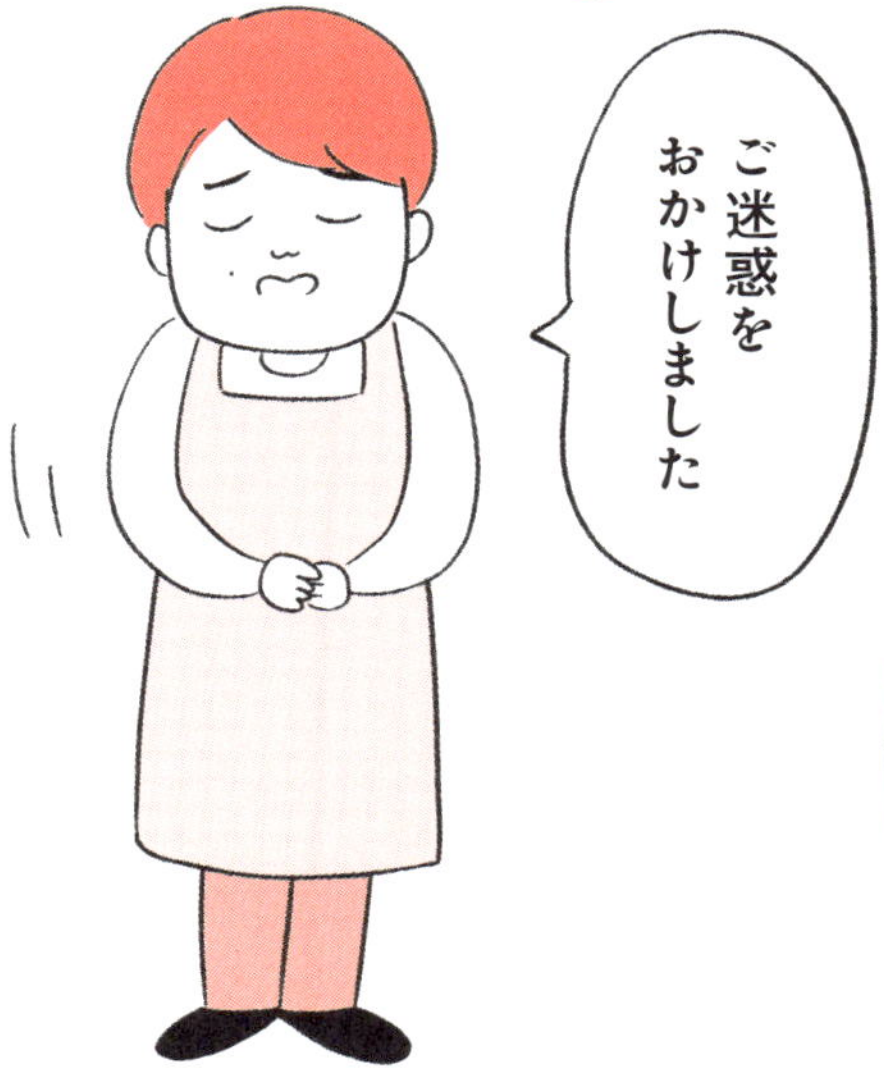

表情やしぐさでも謝意をあらわす

謝ればいいんでしょと言わんばかりの態度やぶっきらぼうな表情での謝罪では、誠意が伝わりません。しっかり頭を下げ、ご迷惑をおかけしましたという表情で謝りましょう。

（ ASDかも？ ）

09 本当はイヤなのに、頼まれると「ノー」と言えない

Pさん（50歳・女性）

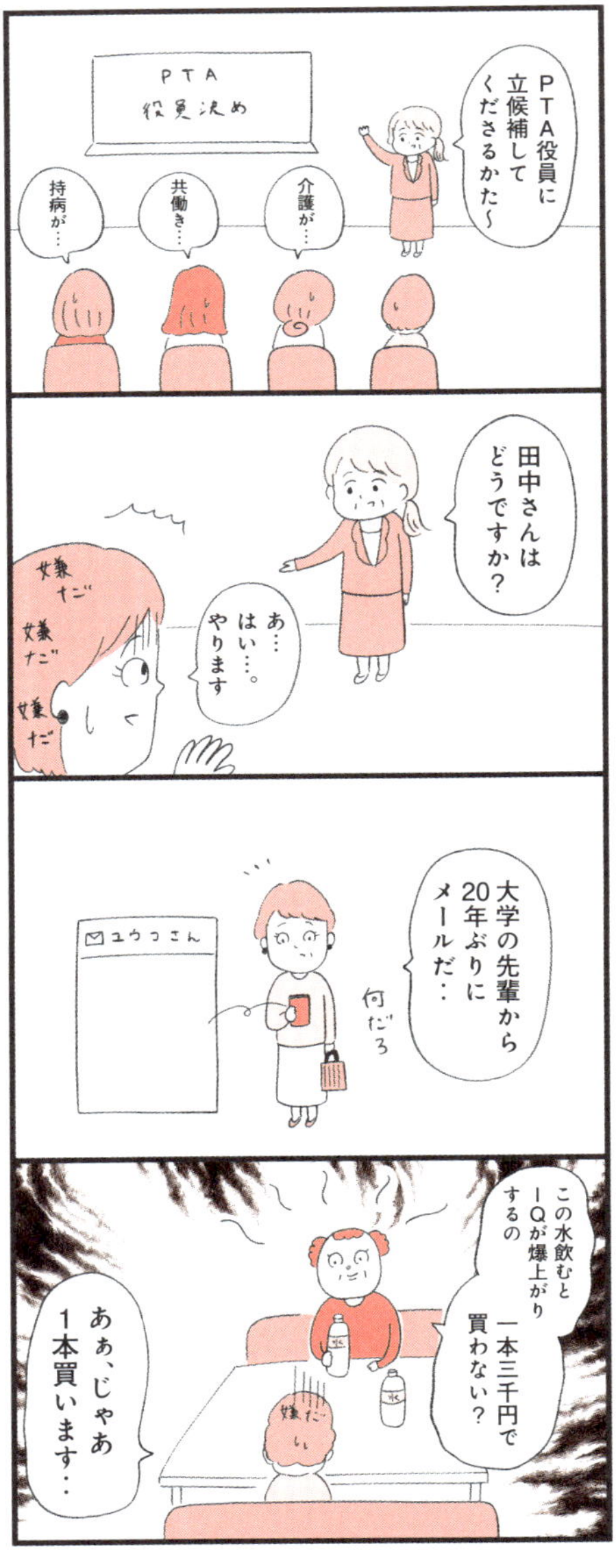
PTA 役員決め
PTA役員に立候補してくださるかた～
介護が…
共働き…
持病が…
田中さんはどうですか？
嫌だ 嫌だ 嫌だ
あ…はい…。やります
大学の先輩から20年ぶりにメールだ・・
ユウコさん
何だろ
この水飲むとIQが爆上がりするの
一本三千円で買わない？
あぁ、じゃあ1本買います・・
嫌だ

もしかして発達障害?

☑ **いつも損な役回りを押しつけられがち** ★★★

☑ **いらないと断れずに何度も買ったことがある** ★★★★

本心ではイヤだけど断れないということは、誰しもあるかもしれません。しかし、明らかに困っているのに何度もくり返すようだと、ASDの特性があるかもしれません。

言葉だけでなく、表情やしぐさで「イヤ」を伝えるのも苦手です

ＡＳＤの「受動型」のタイプの人。**もしかしたら子どものころから、親や先生、友だちの言うことに黙って従ってきたのではないでしょうか。**友だちに「この消しゴム、かわいいからちょうだい」と言われれば、本当はあげたくないのにあげてしまう。親が決めた進学先が自分の希望と違っていても「親が言うのだから……」とあきらめてしまう。自分の気持ちを表現できず**相手の意見を一方的に受け入れている状態**ですね。**自分の気持ちが伝えられず、イヤだと思ってもそれが言えません。なんでも周りに合わせてしまう過剰適応の状態です。**このタイプのＡＳＤの人は、言葉で断れないだけでなく、表情やしぐさで「ＮＯ！」を伝えることも苦手なことが多いです。「それはちょっと……」の困った表情ができないので、相手は嫌がっていると気づかないのです。

話しかけられたら返事をし、ニッコリあいさつされれば笑ってあいさつを返す。頼まれてもできないことは、申しわけなさそうな表情をして理由を説明して断る。相手はそれを聞いて納得する。こんなふうに、言葉やしぐさを通じた、相互的なコミュニケーションを自然に実行できる人には想像できないほど、「ＮＯ！」を言うのがＡＳＤの人には難しいのです。

ラクになるコツ

「保留」という、選択肢をもちましょう

何かを頼まれたときの返事が「イエス」しかないあなた。実は**選択肢はあと2つあります。それが「ノー」と「保留」**です。

気持ちよく「イエス」と言っているのなら、それでいいのです。けれども場合によっては、「ノー」を言わなくてはならないときもありますね。断りたいけれど……と追い詰められた気持ちになったら、「断ってもいいんだよ」と自分に語りかけてください。

もう1つの**「保留」は、いったん考える時間かせぎです。**すぐには断れないけれど引き受けるのも気が重いのなら、来週まで考えさせてくださいなどと、時間の目安を入れて保留にするのがおすすめです。相手に「もしかしたら断られるかもしれない」と思わせる効果もあるので、断りやすくなるかもしれません。

うまくいくコツ

Tips

家族など、他の人を理由に断る手もある

「ノー」と「保留」の選択肢をもつことは、とても大切です。それでもやっぱり断れない、「ノー」のひと言が口にできないのなら、断る理由を他の人にする手もあります。「夫が反対しているので」「母の調子が悪いので」「医者に止められているので」などと言えば、角を立てずに断りやすくなります。

ASD

「きっぱり」と断るのが難しいときは

友人に品物を買ってほしいと言われたらどうしますか？
最初にきっぱり断るのが肝心ですが、
難しいときは「保留」テクで乗り切りましょう。

✕ 受け入れる

「じゃあ1つだけ……」

強くすすめられていちばん安いものを 1 つだけ、 などと受け入れてしまうと、「次もよろしくね」となるのが目に見えています。 断るのがますます難しくなりますよ。

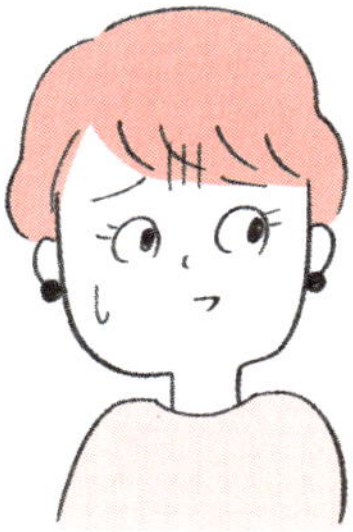

○ 保留

「少し考えます」

断るのが難しいときは、時間かせぎをしましょう。「考える」と言われると、 相手もそれ以上押しづらくなります「家族に相談してみる」 などと言うのもいいと思います。

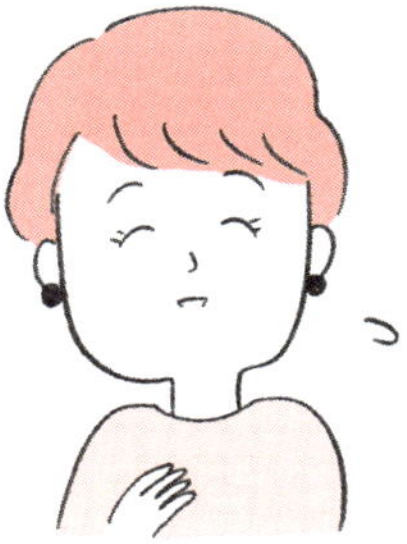

○ 人のせいにする

「夫が決まったもの以外嫌がるので」

理由を言ってはっきり断ることができないなら、「母がいつもまとめて買っているの」「娘が苦手で」 など、家族を口実にしてしまいましょう。「申しわけないけれど」「でも、ありがとう」 と相手への言葉を添えると、 より角が立ちません。

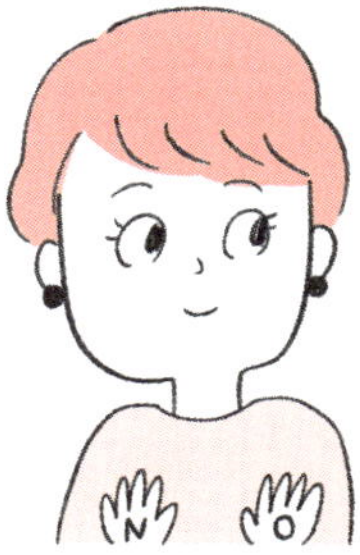

(ASDかも?)

10 忙しそうな上司に声をかけづらく、報告を忘れて大クレームが!

Mさん（26歳・男性）

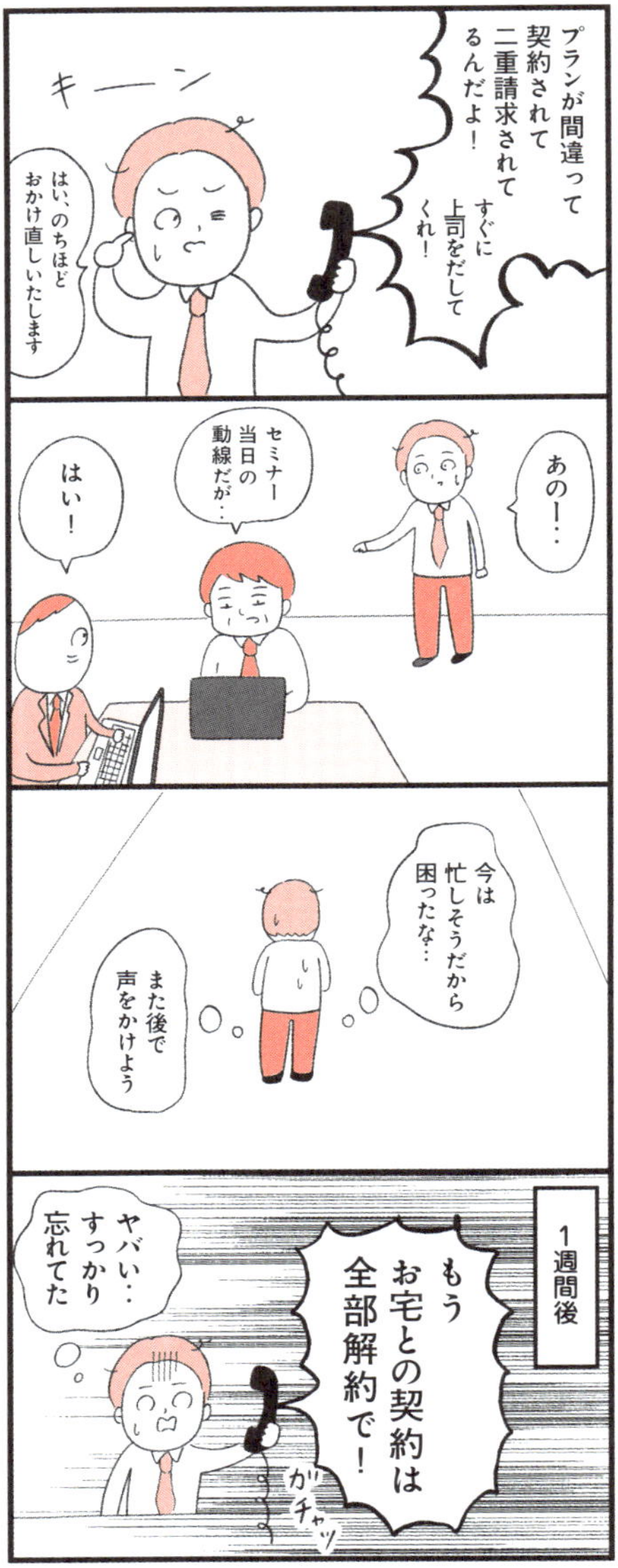
プランが間違って契約されて二重請求されてるんだよ!
すぐに上司をだしてくれ!
キーン
はい、のちほどおかけ直しいたします
あのー‥
セミナー当日の動線だが‥
はい!
今は忙しそうだから困ったな‥
また後で声をかけよう
1週間後
もうお宅との契約は全部解約で!
ガチャッ
ヤバい‥すっかり忘れてた

もしかして発達障害?

ASD

- ☑ **いつ何を報告すべきか、よくわからない** ★★★
- ☑ **重大ミスが起こって発覚!ということがあった** ★★★★★

ASDの人は、そもそも連絡すべきことの選択が苦手なことがあります。連絡のタイミングをはかるのも苦手なため、ますます適切な情報共有がなされないことが起こりがちです。

見通しを立てるのが苦手です

仕事では「ほう・れん・そう（報告・連絡・相談）」が大切という話はADHDのパートでもしました（P50〜51）。多動性や衝動性の強いADHDの人の場合は、次々におもしろそうなことに目を奪われた結果、報告や連絡がおろそかになりがちです。

一方、**ASDの人は、全体を見渡して見通しを立てるのが苦手なために「ほう・れん・そう」を怠ったり、タイミングを逃したりしやすい**のです。また、「自分の気持ち」はわかるけれど、「他人の気持ち」がよくわかりません。そのため、相手はとても怒っているからすぐに対処しないとまずいことになる、とさし迫った状況の把握ができにくいのです。クレーム内容は聞いた、電話口で謝罪もした、**やるべきことはやったと、どこかで納得してしまうようなところがあります。**上司に報告すればトラブルは収まるかもしれないという見通しが立てられないので、とり返しのつかない大問題になってしまいます。

報告・連絡・相談は、会社員として身につけておくべき重要なスキルです。最低限のコミュニケーションは欠かせません。そうでないと、仕事がとてもやりづらくなってしまいます。

＼ラクになるコツ／

問題が起きたら、すぐにメールを入れる習慣をつけよう

ＡＳＤの人は、人とのコミュニケーションが苦手。忙しそうな上司にどう声をかければいいのか、わからないこともあります。「ほう・れん・そう」が苦手な人は、**問題が起きたらまず上司に１本メールを入れることを習慣づけましょう。**直接言葉で伝えるのがベストですが、それができないときは、クレームが来ていることをメールで一刻も早く知らせる。それが基本のビジネスルールです。

あらかじめ相談の時間を決めておくのもいいですね。「１時に少しお時間をいただけますか？」などと声をかければ、上司も可能であれば予定を入れてくれるでしょう。「ほう・れん・そう」の予約です。

情報を共有することは、仕事を進めるうえでとても大切です。そのことをしっかりと心に留めておきましょう。

うまくいくコツ

Tips

「自分がわかっていればいい」をやめよう

ASDの人は、自分がわかっているから報告しなくていい、ちゃんとできているから相談の必要はない、と考える傾向があります。でも仕事はチームワーク。自分の判断だけでは、うまくいかないことがたくさんあるのです。周囲のアドバイスやサポートは仕事の失敗を減らすだけでなく、よりよい結果にもつながります。

「ほう・れん・そう」は仕事の基本

仕事はチームで動いているからこそ、状況を共有しながら進めることがとても大切です。

基本的なことをあらためてふり返りましょう。

報《ほう》告

仕事の経過やトラブルなどを上司に知らせること。自分がわかっていればいい、上司に知らせても時間のムダだ、などと思っていませんか? それはあなたが判断することではありません。報告をしないと、何か問題が起きたときにあなたひとりが責任を負うことになるかもしれません。

連《れん》絡

これからの予定や日時の確認などの簡単な情報を、関係者に知らせること。きちんと連絡することで、仕事がスムーズに進みます。連絡を忘れて会議のキーパーソンが来なかったりしたら、みんなの時間をムダにすることになるし、あなたの評価も大きく下がります。

相《そう》談

判断に迷ったとき、意見を聞いてもらいたいときに、上司や関係者の考えを聞くこと。自分はよくわかっているから相談しなくていいなんて、もったいない。相談すれば思いがけないアイディアが出るかもしれません。独断で進めた仕事は、結果の評価が厳しくなります。

(ASDかも?)

11 口うるさい妻に疲れ、夫婦関係がギクシャク

Qさん（35歳・女性）

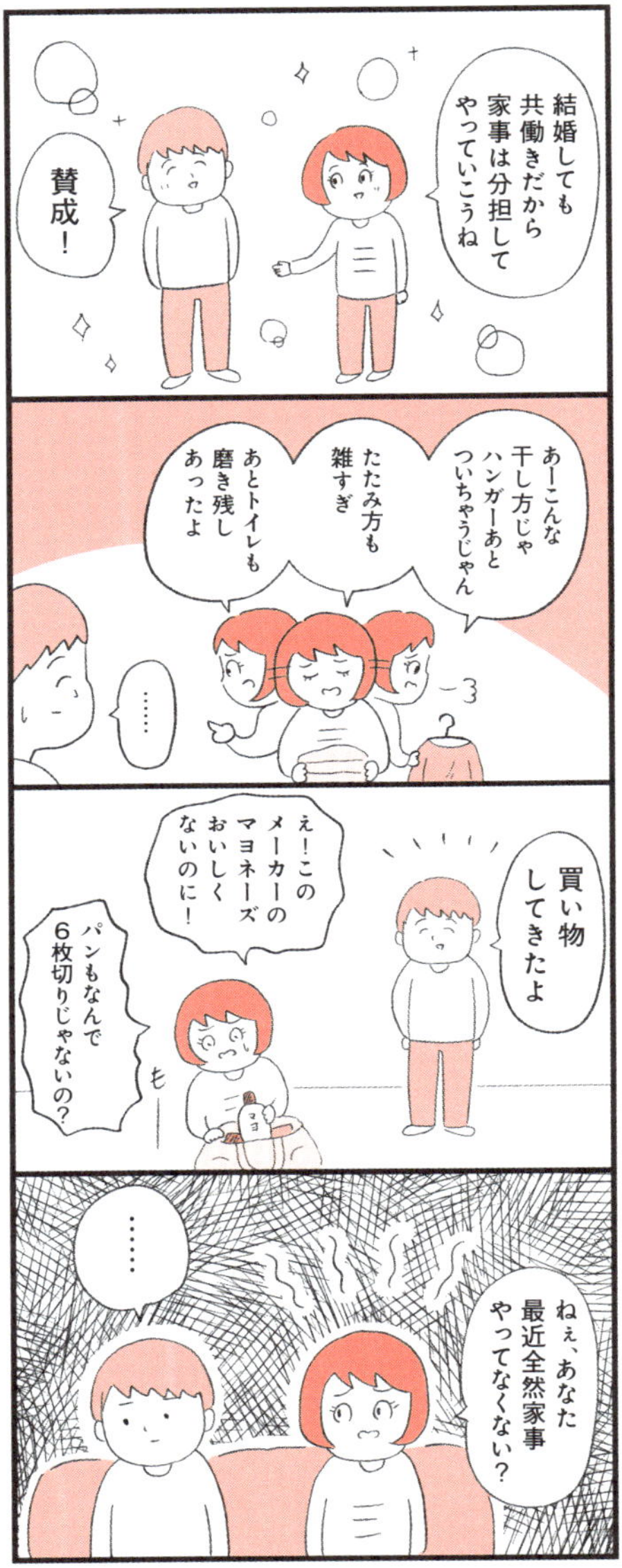
結婚しても共働きだから家事は分担してやっていこうね
賛成!
あーこんな干し方じゃハンガーあとついちゃうじゃん
たたみ方も雑すぎ
あとトイレも磨き残しあったよ
……
買い物してきたよ
え!このメーカーのマヨネーズおいしくないのに!
パンもなんで6枚切りじゃないの?
ねぇ、あなた最近全然家事やってなくない?
……

もしかして発達障害?

☑ 気になって洗濯物をたたみ直す ★★★

☑ なぜ私の言うとおり家事ができないか不思議 ★★★★

ポイントは「相手の立場に立って、折り合う感じ」があるかどうか。そこが全くない場合は、ASDの特性が強く、家族との衝突も多くなりがちです。

ASD

自分の強いこだわりに相手を従わせようとしてしまう

洗濯物を干すときはしっかり伸ばしてパンパンたたく。シャツのたたみ方はこう。A社じゃなくてB社のマヨネーズが好き。暮らしのさまざまな場面でこだわっていることは、誰にでもありますね。では、ASDの人とそうでない人との違いはなんでしょう？ **ひとつの基準は、「相手にも、こだわりを押しつけようとするかどうか」**です。

例えば、夫がよれよれのまま洗濯物を干したとします。「だらしないんだから」とブツブツ言いながらも、しょうがないわね～と思える妻ならASDの傾向はなさそうです。がまんがならなくて、こうしなきゃダメ！ と要求するのがASD的な行動です。**自分のやり方にこだわるあまり、相手の気持ちにまで思いが至らない**ことがあるのです。

人間関係がギクシャクしがちなASDの人ですが、実はそれが特に難しいのが家庭でのことです。会社なら同僚など、お手本になる人がいるし、就業規則もあります。そりが合わない人とは距離をおくこともできるでしょう。しかし、家庭ではそうはいきません。ささいな衝突が日常の中で避けようもなく積み重なり、やがて深刻な問題になることも多いのです。

＼ラクになるコツ／

ひとつ要求→ひとつあきらめる。お互いの妥協点を見つけましょう

ＡＳＤの人にとって、こだわりを手放すのは難しいことですが、こだわりを一方的に押しつけていては、家族が気持ちよく暮らせません。洗濯物の干し方はあきらめるから、シャツをたたむのは私のやり方でやってほしい――そんなふうに、お互いに少しずつ歩み寄るしかないのです。**「私は自分のルールに周囲を従わせたがる」と、まずは自覚するのが、最初の一歩**です。あなたのこだわりで、パートナーに大きな負担がかかっているかもしれないと考えてみましょう。両親がいつも言い争うのを聞いている子どもも、つらい思いをしているはずです。

どうしても譲れないこと、とても大事なポイントを話し合うなら、どちらか一方の肩をもたずに話を聞いてくれる親族や友人に間に入ってもらうのもいいと思います。約束したことは紙に書き出し、目で見てわかるようにしておくと効果的です。

周りのサポート

こだわりの強い特性を理解してあげて

Tips

夫婦間のギクシャクはお互いに歩み寄るしかありません。ただ、努力してもなかなか思うようにはいかないのが現実です。パートナーにASDの傾向があるのなら、こだわりをなかなか手放せない人なのだと知っておいてほしいと思います。それがわかっているだけで、周囲の不満はだいぶやわらぐのではないでしょうか。

夫婦円満の魔法の言葉、「ありがとう」

パートナーの行動にいら立ってばかりでは、関係はどうしてもギクシャクします。あらさがしばかりしていないで、感謝やねぎらいの気持ちを伝えるように心がけたいですね。そのひと言で、相手の気持ちは大きく変わります。

イライラをそのままぶつけると

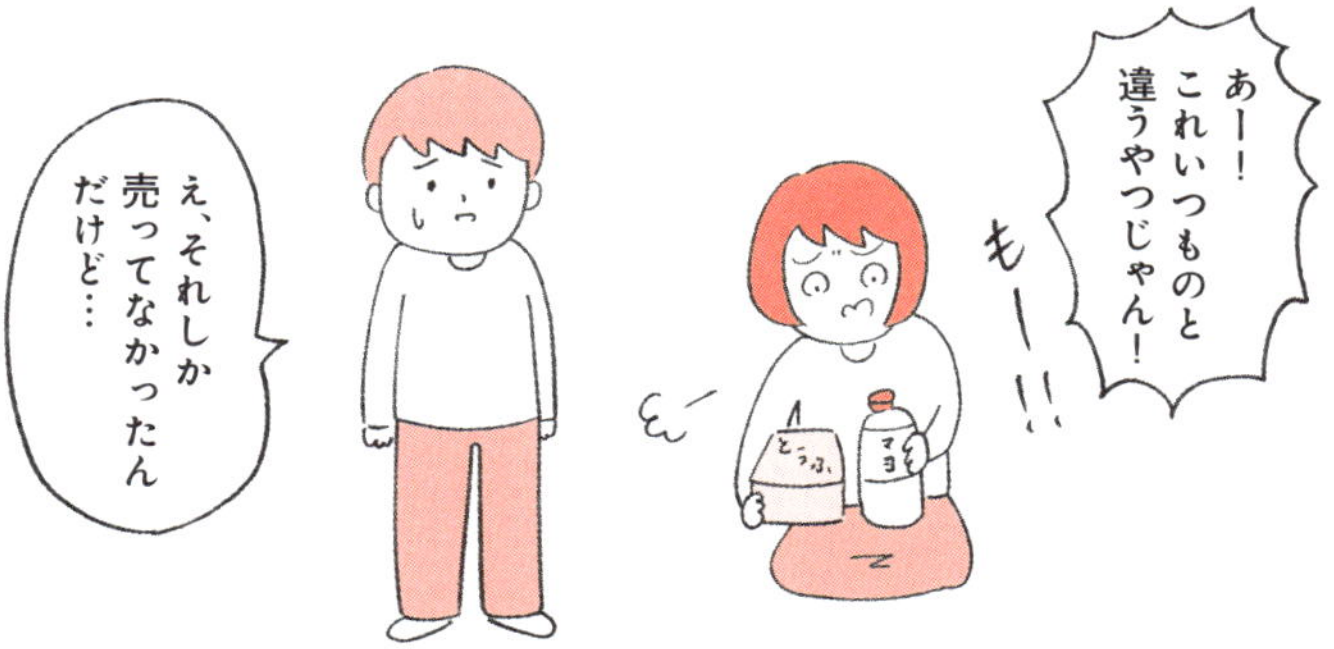

あー！これいつものと違うやつじゃん！
もー!!!
とうふ
マヨ
え、それしか売ってなかったんだけど…

「違うのに!」と思ったそのままを相手に伝えると、せっかく買い物してきた好意を否定された気持ちになってしまいます。

「ありがとう」を添えるだけで変わる！

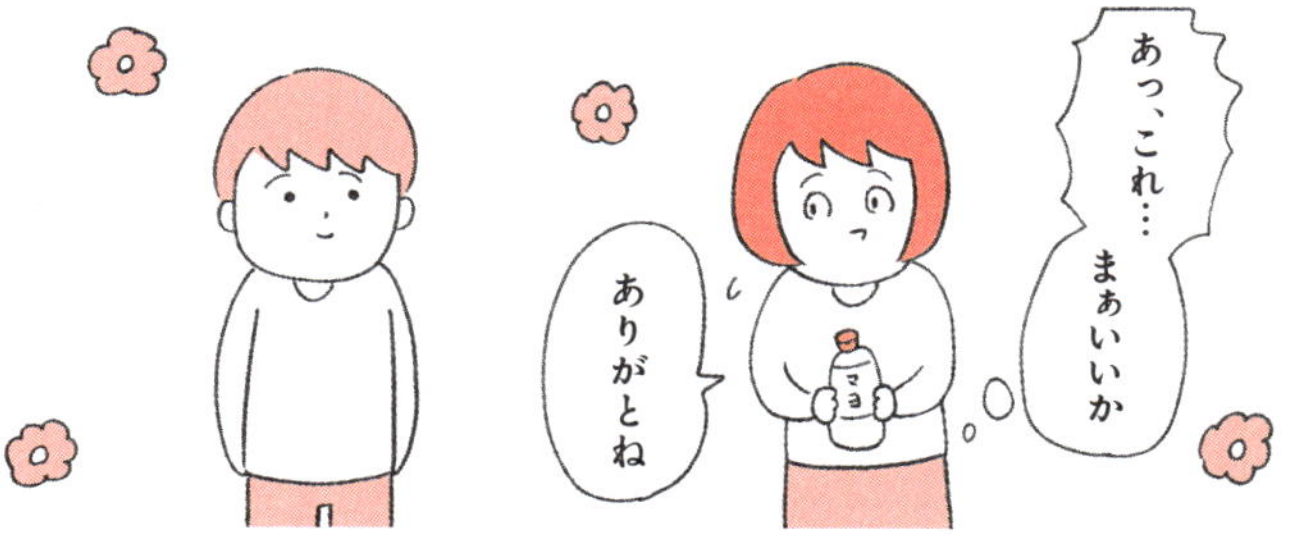

あっ、これ…
まぁいいか
ありがとね

してくれたことを認めてから、要望があればそのあとに言う。感謝を伝えてからだと、相手も耳を貸す余裕が出てきます。

Lさん（38歳・女性）

（ ASDかも? ）

12 親の考えを押しつけすぎて、子どもが不登校になってしまいました

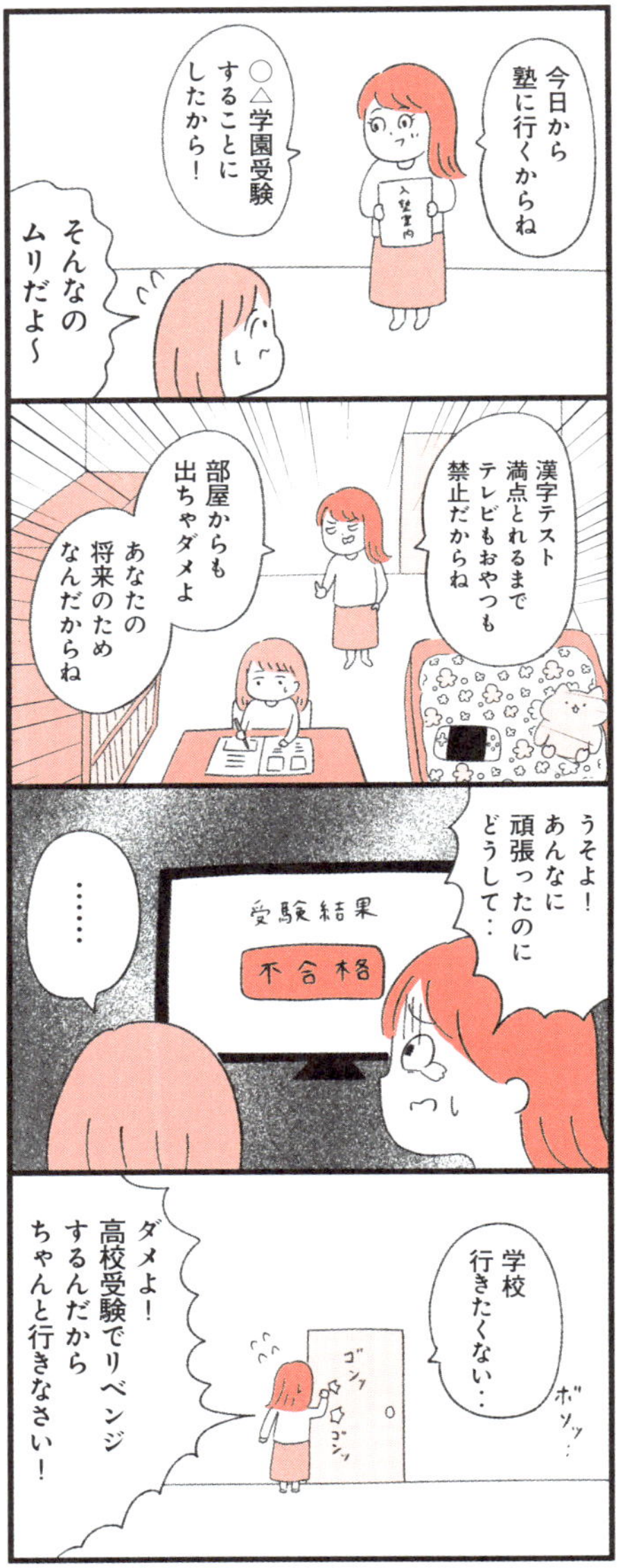

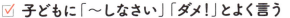

今日から塾に行くからね
○△学園受験することにしたから！
そんなのムリだよ〜
漢字テスト満点とれるまでテレビもおやつも禁止だからね
部屋からも出ちゃダメよ
あなたの将来のためなんだからね
うそよ！あんなに頑張ったのにどうして…
……
受験結果
不合格
学校行きたくない…
ボソッ
ゴンッ
ゴンッ
ダメよ！高校受験でリベンジするんだからちゃんと行きなさい！

もしかして発達障害?

- ☑ **子どもに「〜しなさい」「ダメ！」とよく言う** ★★
- ☑ **高すぎる目標を立てて、子どもに押しつける** ★★★★★

ASDの人は、子どもの気持ちを聞いたり、くみとったりが苦手。また、子どもを自分の所有物のように扱い、完全なコントロール下におこうとすることがあります。

ASD

子どもの気持ちはおいてきぼりです

ＡＳＤの人が親になると、**自分の思いどおりに子どもをコントロールしようとする傾向があります。**子どもにはこう育ってほしいという気持ちで頭がいっぱいで、それを子どもがどう感じているのか、子どもの気持ちは自分とは違うのではないかという想像力が働きにくい。つまり、「子どもの気持ちがわからない」のです。一歩引いて大局的に物事を見るのが苦手なので、**子どもによかれと思う自分の考えにとらわれてしまう**のです。

家の中では細かくルールを決め、勉強や習い事のスケジュールがびっしり。放課後も、曜日と時間でやることを決めている。しかも、自分が思ったとおりに子どもが動かないとイライラする。それがこだわりになってしまいます。ずっとそういう環境におかれているとしたら、子どもが激しく反抗しても不思議ではありません。いつも親に指示されてばかりで意欲を失い、抑うつ的になってしまうこともあります。

実は、親が発達障害だと子どもにも特性があらわれやすいことがわかっています。特性の出方や程度には親子で差があるでしょうが、親と子の両方にＡＳＤの傾向があるとお互いに相手の気持ちがわからず、子育てはますます大変になるかもしれません。

＼ラクになるコツ／

「助けて！」のSOSを出しましょう。専門家を頼るのもおすすめ

子育ての悩みはひとりで抱え込みがちです。それではなおさら煮詰まってしまう。ここは**「助けて！」とSOSを出しましょう。**パートナーと話し合うのはもちろん、祖父母に違った視点からのアドバイスをもらうのはどうでしょう。ママ友に「子どもって、こんなときにどう感じてるのかな？」と聞いてみるのも手。少し敷居が高いかもしれませんが、スクールカウンセラーや臨床心理士などの専門家を頼るのもいいと思います。子どもをコントロールしたい自分の気持ちとどう折り合いをつけるか、**具体的な方法をいっしょに考えてくれる人を見つけましょう。**

子どもが苦しんでいるかもしれないと気づければ、子どもの気持ちに寄り添う姿勢が生まれるかもしれません。「中学受験はイヤ」となったときに、じゃあやめようか、と言える親になりたいですね。

うまくいくコツ

「〜すべき」から離れてみよう

Tips

自分が正しいと思い込みがちな人は、自分にも他人にも「〜すべき」が多いのではないでしょうか。考え方のクセなので完全に封印するのは難しいですが、「べき」と言いたくなったら一度立ち止まりましょう。子どもにとって、親は絶対的な存在です。その親に「べき」で逃げ道をふさがれるのは、子どもには息苦しいことだと思います。

子どもを追い詰めない会話のポイント

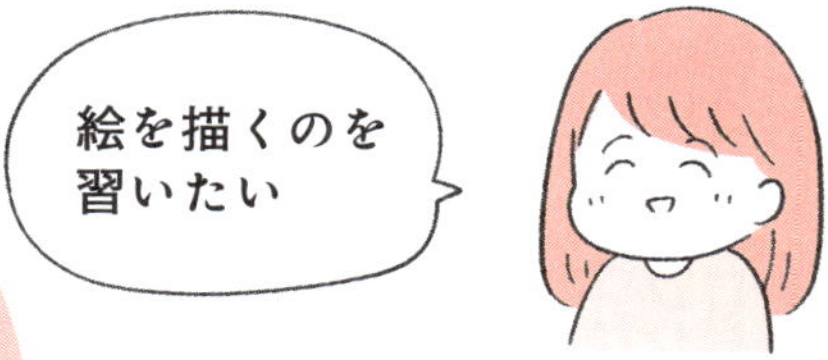

しっかりほめる

ほめるときは「○○ができたね。根気強くよくがんばったね」と、具体的な成果を指摘しつつ、プロセスをほめましょう。「○○ができたのね。いつもこうだといいんだけど」など、結果だけを、しかも条件つきでほめるのは逆効果です。「いつも○○できないとダメなんだ」と追い詰めてしまいます。

命令しない

「～しなさい」といつも命令ばかりしていませんか？ 素直に聞いてくれるのは小さいうちだけ。だんだん反抗するようになり、そうするとますます命令が増える悪循環に。命令、押しつけにならないように気をつけましょう。

大声を出さない、どならない

思いどおりにならない子どもの行動に、イライラしてついどなってしまう。子どもをさとすときはできるだけおだやかに、同じ声のトーンを心がけて。カーッとなっていることを自覚したら、心の中で1、2、3と数えて冷静になりましょう。

子どもに敬意を払う

当然ですが、子どもは親の所有物ではありません。個の存在として、親に認められているという自信が、子どもの人生を豊かに前向きにします。子どもには子どもの意思があることを忘れず、親の意見を伝えるときは、同時に「子ども自身はどう思うか」に注意深く敬意をもって話しましょう。子どもは自分の気持ちをうまく言えないことも多いですが、必要なときに子どもが親と相談できる関係になりたいものです。

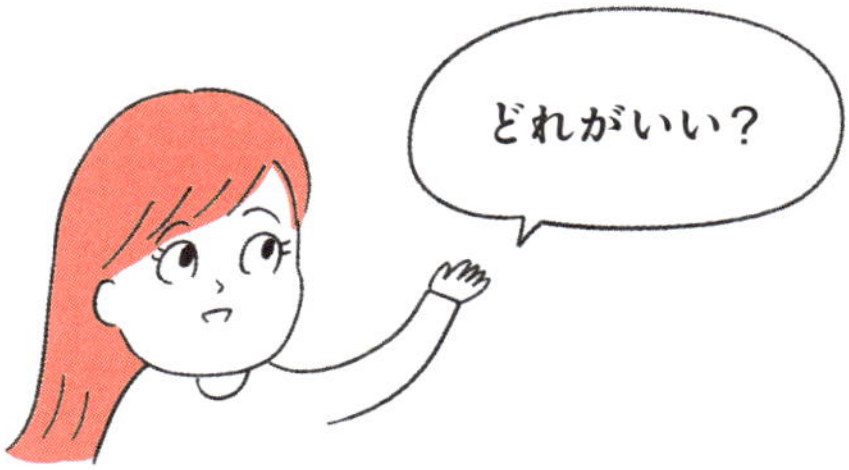

（ ASDかも? ）

13 告白されてつきあい始めたけれど、相手の思いがどんどん負担に…

Mさん（26歳・男性）

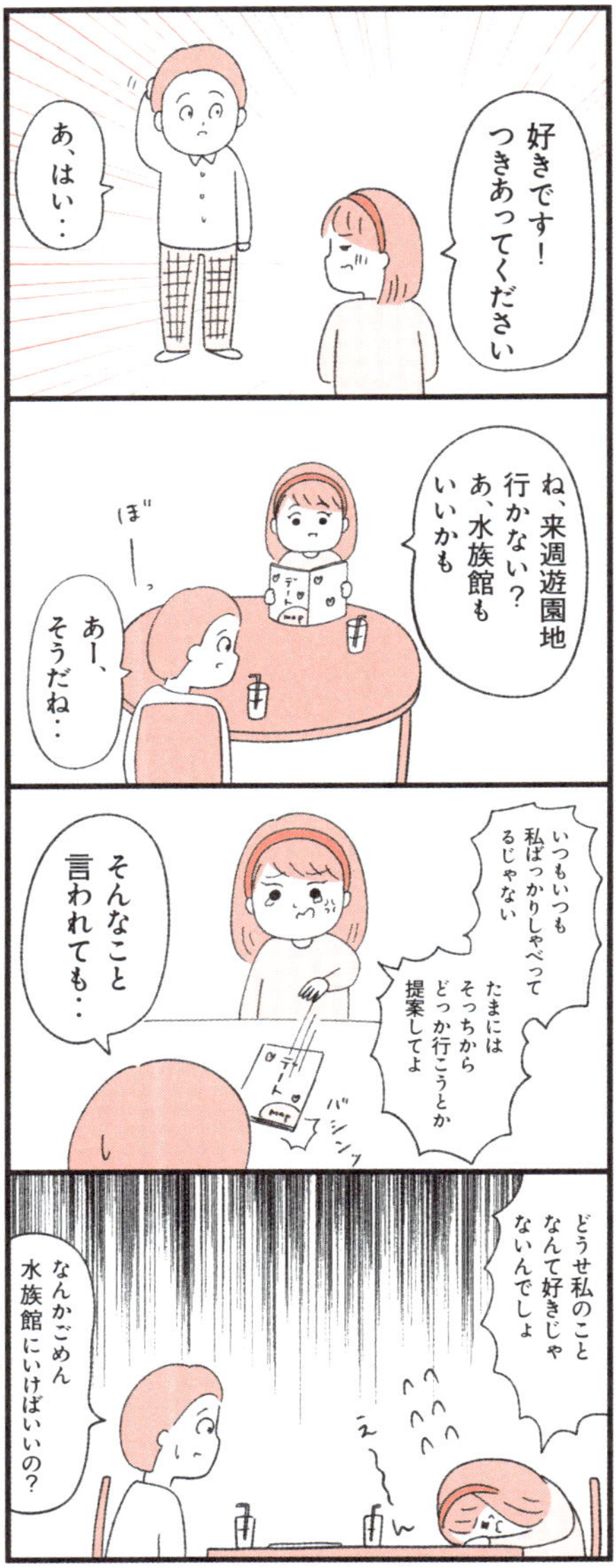
好きです！つきあってください
あ、はい・・
ね、来週遊園地行かない？あ、水族館もいいかも
ぼーっ
あー、そうだね・・
いつもいつも私ばっかりしゃべってるじゃない
たまにはそっちからどっか行こうとか提案してよ
バシンッ
そんなこと言われても・・
どうせ私のことなんて好きじゃないんでしょ
えーん
なんかごめん水族館にいけばいいの？

もしかして発達障害?

- ☑ **恋愛が長続きしない** ★★
- ☑ **恋人が怒ったり泣いても原因がわからず困惑する** ★★★★

相手の感情の機微がわかりづらいASDの人は、恋愛においてもトラブルが多い傾向にあります。恋愛相手の気持ちがまるでわからない、ということもあります。

ASD

「好き」って、どういう感情?

恋愛は、一筋なわではいきません。自分の好意に相手が応えてくれるとは限らないし、相手の気持ちがわからず、すれ違うこともあります。LINEの返事がそっけない、会いたいときに会えない、仕事と私とどっちが大事? これって三角関係!? 浮気疑惑発生……と、さまざまな感情が入り乱れます。**人間関係がギクシャクしがちなASDの人にとって、これは、なかなかの難題**です。

Mさん(26歳)は、**ASDの中の受動型とされるタイプ**でしょう。断るのが苦手なので、グイグイ迫られると好きでもないのにつきあってしまう。そもそも「好き」がどういう感情なのか、よくわかっていない可能性もあります。人と関わるよりも、自分の世界で、やりたいことを自分のペースでやっているほうが、楽しいという人もいます。相手の感情の動きが理解できず、とまどってしまうことも多いです。

積極的なタイプのASDだと、相手の意思に関わりなく自分の好意を押しつけがちです。相手に執着してストーカーまがいの行動をとることも。また、受動型と積極型のASD同士がカップルになるケースもあります。受動型の人が耐え続け、関係が煮詰まってもそこから抜け出せず、苦しい思いが続く場合もあります。

ラクになるコツ

心の声にうそをつくのは、相手にも失礼です

受動型の人は、自分の心の声をじっくり聞きましょう。ひとりが好きで人といるのが**負担だと感じているのなら、無理に誰かとつきあう必要はありません。**そろそろ30歳だから結婚しなくちゃとか、恋愛したことがないなんて恥ずかしいとか、そういう周りの雑音にとらわれないで、自分の心の声に従いましょう。好意をもっていない人からつきあってほしいと言われたら、きちんとお断りします。「好意は嬉しいけれど、おつきあいはできません。ごめんなさい」とはっきり伝えるのが、相手に対するマナーです。

恋愛は、自分の気持ちだけではうまくいきません。**相手の思いをくみとるという苦手なことをやらなくてはならない**のですが、もし、「いっしょにいると楽しい。幸せだ」と思える人がいるなら、それもあなたの心の声。時間がかかるかもしれませんが、特性を理解してもらいながら、少しずつ関係を深めていきましょう。

ASD

Tips　うまくいくコツ

自分の予定を言う前に相手の予定を聞こう

相手の気持ちが考えられないと、恋愛は長続きしません。大切だと思える人がいるのなら、相手の思いを尊重する姿勢をもちましょう。次のデートの約束をするときは、自分の予定を言う前に相手の予定を尋ねます。自分の都合ではなく、相手の都合をまず確かめる。そのうえで、お互いの希望をすり合わせていくのです。

おつきあいがうまくいく6カ条

自分に自信をもつ

人を信じやすいのは素直で純粋だから。きちょうめんなのはまじめな性格のあらわれ。自分の「短所」は長所でもあると自信をもって。

開き直ってはダメ

相手に何か指摘されて、「そんなこと言われても知らない」と開き直っていませんか？ 自分の基準だけでは恋愛はうまくいきません。

清潔感のある服装を

薄汚れた服装だったり、髪がボサボサだったりするのは幻滅です。身だしなみは人づきあいの基本。清潔感のある服装を心がけて。

自分の気持ちを押しつけない

積極的なタイプの人は、「好きだ！」という気持ちを押しつけがち。ひっきりなしのメールやプレゼント攻めは控えましょう。

コントロールしない・されない

相手によく思われようとあせるあまり、言いなりになったり、自分の思いどおりにしようとしないこと。それでは長続きしません。

言うべきときには「ノー」を

都合が悪いときには無理をせず誘いを断りましょう。「ノー」が言えない関係は、だんだんつらくなってしまいます。

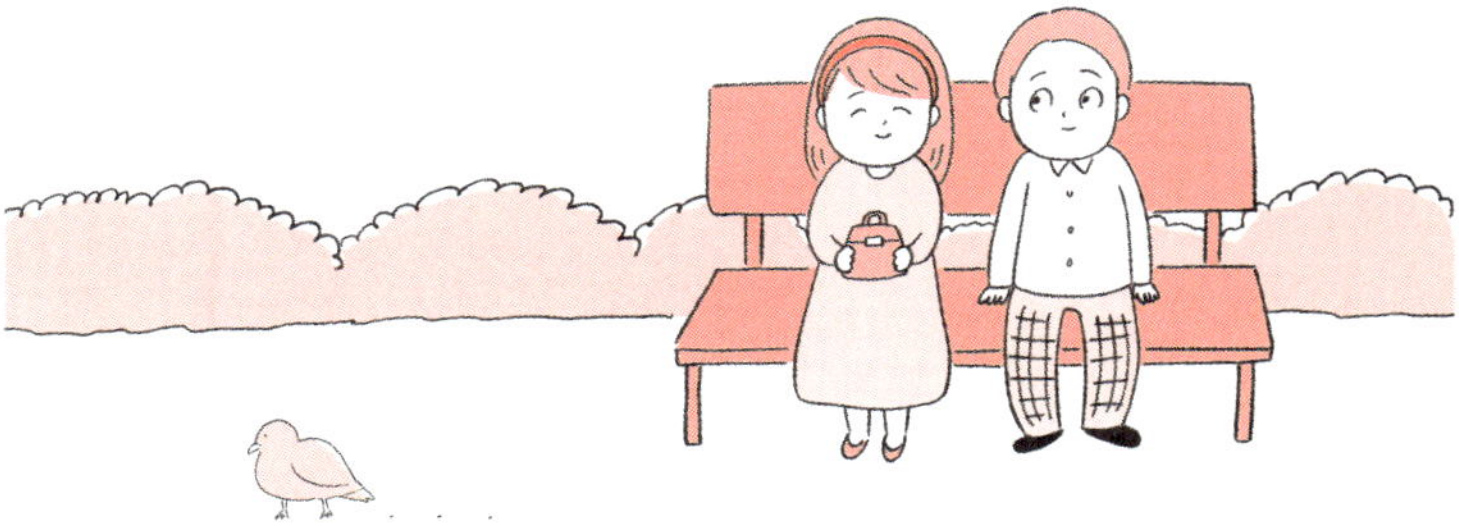

（ ASDかも？ ）

14 転勤の辞令に大ショック！ずっと体調がすぐれません

Rさん（40歳・女性）

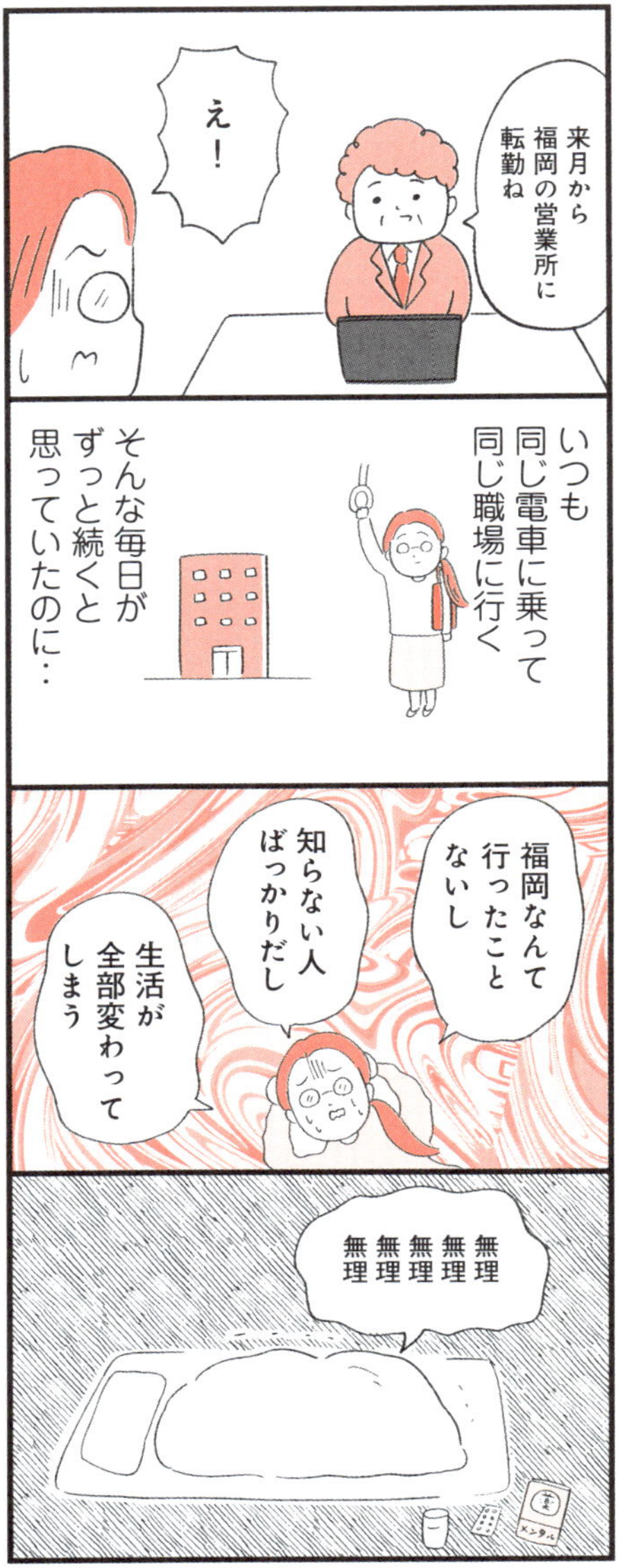

来月から福岡の営業所に転勤ね
え！
いつも同じ電車に乗って同じ職場に行く
そんな毎日がずっと続くと思っていたのに‥
福岡なんて行ったことないし
知らない人ばっかりだし
生活が全部変わってしまう
無理無理無理無理無理

もしかして発達障害？

- ☑ **環境の変化がストレス。「このままがいい」** ★★★
- ☑ **変化が原因で体調不良やうつ状態になる** ★★★★★

進学や転勤などの人生の変化には、誰しも不安やストレスを感じるものでしょう。しかし、変化を極端に嫌がり、体調をくずすほどだと、ASDの傾向がありそうです。

ASD

変化をとても不安に感じます。季節の変わり目に体調をくずすことも

会社員には異動や転勤がつきものです。新しい部署に行くとなれば誰でも緊張するし、ストレスを感じますね。その**緊張やストレスにとても弱いのが、ASDの人たち**です。変化に弱い傾向があり臨機応変が苦手なので、これまでの習慣を続けたい、お気に入りの道具を使い続けたいなど、**「今のこの状態」を保ちたい気持ちが強い**のです。何かが変わることを、とても不安に感じます。出かける予定が雨でとりやめになると、しかたがないとわかっていても気持ちがゆさぶられ、不機嫌になったりします。

季節や気圧の変化にも弱く、花粉の季節はずっと気持ちが沈む、雨の日に頭がズキズキするなど、体調をくずしやすい人も多いです。

いきなり飲み会に誘われるだけでもドギマギしてしまうのですから、行ったことのない地域に転勤なんて、天地がひっくり返るようなとんでもない大変化でしょう。転勤先では、新しい人間関係をつくらなくてはなりません。そういうことが苦手なASDの人は、普通なら1カ月もすれば慣れる変化に、半年、1年という時間をかけないと慣れないこともあります。強い不安は、体の不調にもつながります。おなかの調子が悪くなったり、眠れなくてうつ状態になったりすることも珍しくありません。

＼ラクになるコツ／

自分らしく働ける場所を見つけていきましょう

時代の変化とともに、働き方の選択肢も広がっています。リモートワークが中心の仕事、転勤のない職場などは、発達障害の人には負担の少ない選択かもしれません。**自分の特性を見きわめて、自分に負荷をかけすぎないような仕事の仕方を見つけていけるといいですね。**

けれども、避けられない変化もあります。そろそろ新年度の人事だとか、ある程度予測できる変化もありますね。**そういう時期には負荷のあるプライベートの予定などを入れないようにしておきましょう。**

異動や転勤など突然の大きな変化に見舞われたときにはどういう対応ができるでしょうか。少しでも不安を減らすには、事前の準備が効果的です。新しい部署のマニュアルや報告書などは、しっかりと読み込んでおきます。通勤ルートも変わるので、転勤先の周囲の様子や地図はネットで確認し下見をしておきましょう。

周りのサポート

Tips

可能な範囲で働き方の配慮を

転勤先でも初めのうちは以前と同じような業務にしたり、慣れるまでは仕事量を少なめにするなどの配慮をしてもらえると、不安はやわらぐでしょう。ASDの人は、目に見える情報があると安心できるので、引き継ぎは、なるべく文章にすると伝わりやすいです。

ASD

初めての場所でのスタート

あいさつは大事

会話が苦手なASD。初めての場所では、緊張と不安でなおさら口が重くなってしまうかもしれません。そんなときでも、あいさつだけはきちんとしましょう。周囲に気持ちよく受け入れてもらうための、大切なことです。

おはようございます

「こんにちは」「こんばんは」。それに加えて「今日は暑いですね」「いいお天気ですね」などと、ちょっと一言添えられると場がやわらぎます。

はじめまして、○○と申します お世話になります

これからいっしょに仕事をする仲間には、最低限の自己紹介を。「話しべたですが」と言ってしまうのもいいでしょう。

わからないことばかりで、いろいろ教えていただくことも多いと思います

慣れないうちは、周りに聞くのは恥ずかしいことではありませんが、事前にこのひと言を伝えておくとスムーズでしょう。

お疲れさまです お先に失礼します

会社を出るときは黙って帰らないで、周囲にひと言あいさつをしましょう。いつの間にかいなくなったのでは、不審がられてしまいます。

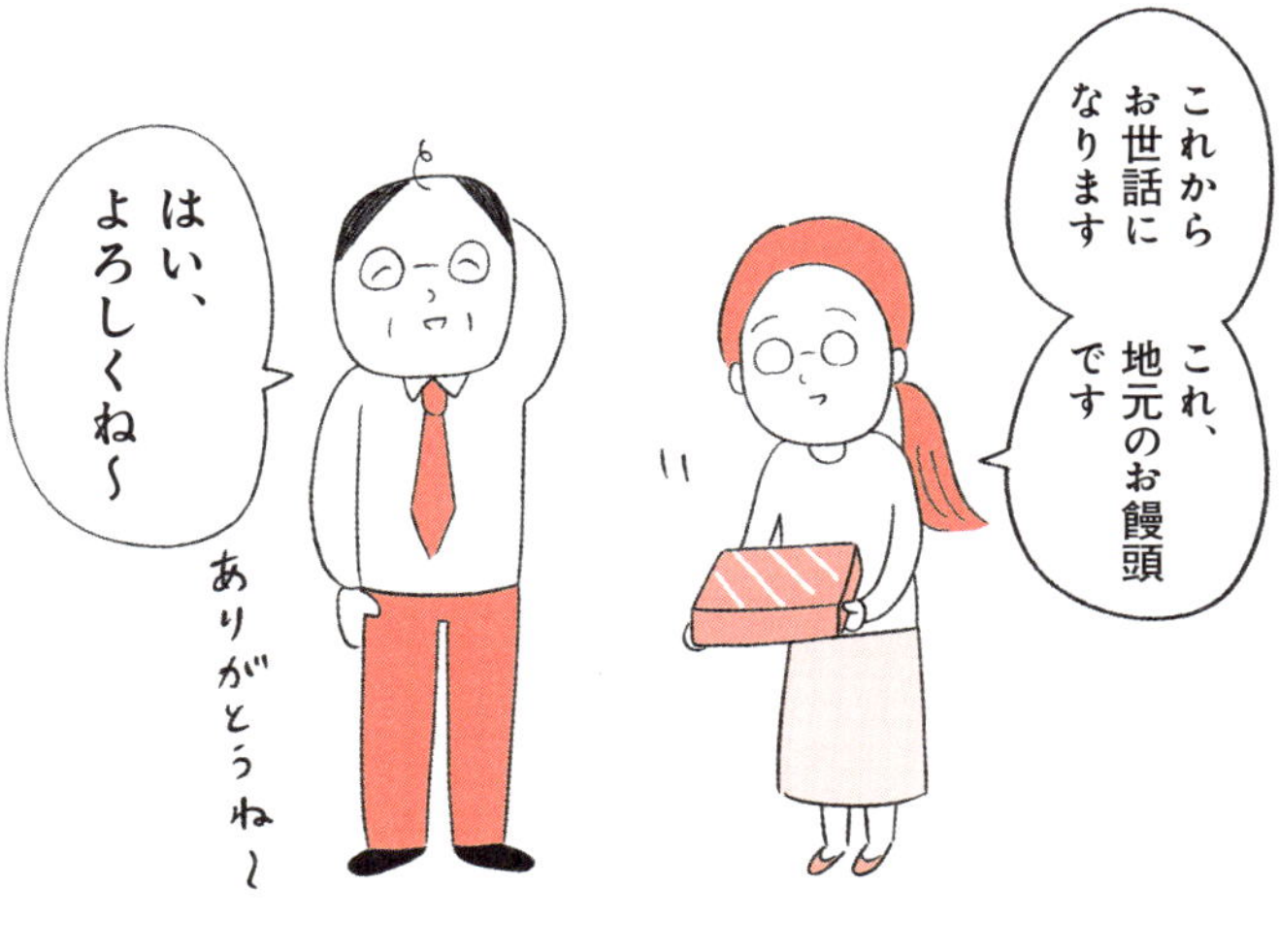

これから お世話に なります
これ、地元のお饅頭です
はい、よろしくね～
ありがとうね～

（ASDかも？）

15 音や光が気になって、仕事に全然集中できません

Sさん（31歳・男性）

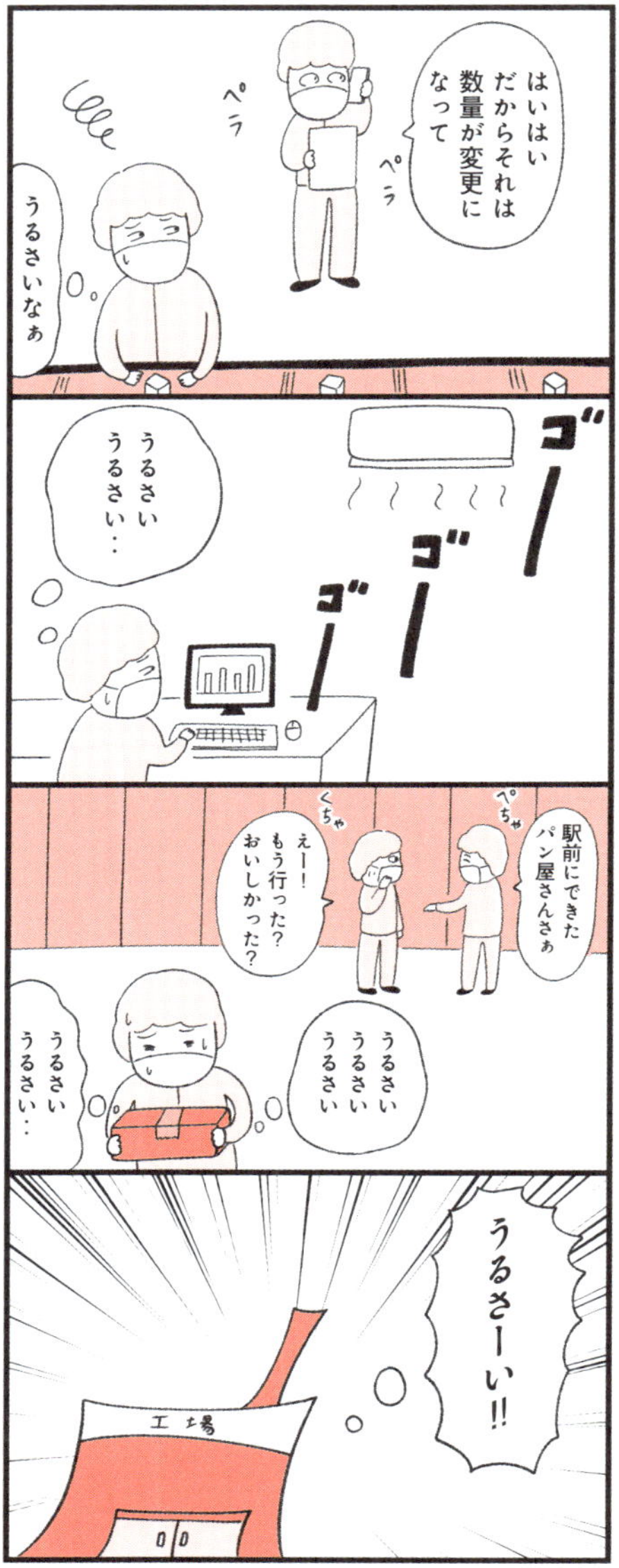
はいはい
だからそれは
数量が変更に
なって
ペラ
ペラ
うるさいなぁ
ゴー
ゴー
ゴー
うるさい
うるさい・・
駅前にできた
パン屋さんさぁ
ぺちゃ
えー！
もう行った？
おいしかった？
くちゃ
うるさい
うるさい
うるさい
うるさい
うるさい・・
うるさーい!!
工場

もしかして発達障害？

☑ **騒がしい場所、まぶしい光などが苦手** ★★★

☑ **音や光などが原因で頭痛を感じることがある** ★★★★★

音、光、におい、あるいは服のタグや素材など肌にあたるものが気になり、強い不快感を覚える感覚過敏。ASDの人は、子ども時代から感じていることが多いです。

ASD

感覚過敏は意外と自分では気づきにくい

あなたはBGMが流れるカフェで仕事の報告書が書けますか？ ちょっと気が散りそうだな、という人もいますよね。**ASDの中には、五感がとても敏感な人がいます。**音に敏感だと、離れた場所で電話をしている人の声や外を走る車の音、エアコンの音さえ気になってしまうので、カフェで仕事どころではありません。多くの人はフィルターをかけて無視している音をASDの人は全部拾ってしまうのです。

そうかと思えば、小さい音は気になるのに大きな音は意外と平気という人もいます。どんな音にも敏感ならわかりやすいのですが、そうではないこともあるので、**自分では感覚過敏に気づいていないケースがあります。**

苦手に感じるのは音だけに限りません。蛍光灯がチラつくのは誰でも不快なことですが、視覚過敏の人は「苦しい」と言います。太陽光のまぶしさで頭が痛くなることも。服が肌にさわるのがイヤで家では裸で過ごすとか、シャワーの水流が痛くてお風呂が苦痛だ、などという触覚過敏の人もいます。いろいろなにおいが混じる電車の中がひどくつらい嗅覚過敏、わずかな味の違いにも敏感で同じものしか食べない超偏食の味覚過敏など、感覚過敏のあらわれ方や程度はさまざまです。

ラクになるコツ

がまんしてないで。工夫して安心できる環境づくりを

感覚過敏を無理にがまんしていると、体調をくずすこともあります。**少しでもつらさをやわらげる工夫**をしましょう。

音に敏感なら耳栓やヘッドフォンを持ち歩く。あるいは静かになれる場所を確保して、つらくなったらしばらく避難する。視覚過敏の人はサングラスやつばの広い帽子で光をさえぎりましょう。自宅の照明は、蛍光灯やLEDライトよりも白熱灯がおすすめ。パソコンにブルーライトカットフィルムを貼るのも効果的です。触覚が敏感なら、服は天然素材のものに。自宅用の服は、クタクタに洗いざらした肌ざわりのいいものが安心ですね。肌のふれ合いがつらい人は、パートナーと性生活について率直に話し合いましょう。

できるだけ安心できる環境を整えてストレスが減ると、感覚過敏もやわらぐ可能性があります。

周りのサポート

Tips

周囲にも協力してもらおう

感覚過敏は、本人にしかわからないつらさです。普通の感覚の人にとっては「そんなことで？　気にしすぎでは？」と思うことだからです。「目があけていられないほど」「頭痛を感じる」など、どのくらいつらいのかを説明して、周囲の人にも協力してもらえるといいですね。周りの理解が得られると、気持ちはずっとラクになるはずです。

ASD

＼＼ あきらめずに試して！ ／／

感覚過敏をやわらげるコツ

日ごろの違和感を「こんなものか」とあきらめて過ごしていると、いつの間にか大きなストレスになっていることも。「ヘッドフォンで世界が変わった」と言う人もいます。改善できる方法を試してみてください。

音に敏感

- 騒がしいところでは耳栓を使う
- ヘッドフォンで雑音をカット
- 静かに過ごせる避難場所を確保する

光に敏感

- サングラスを使う
- つばの広い帽子で光を調節する
- 自宅の照明は白熱灯に
- パソコンやスマホにブルーライトカットフィルムを貼る

肌が敏感

- 肌ざわりのよい服をそろえておく
- 服のタグなどをはずす
- パートナーと性生活について話し合う

オフィスで可能なら

- 人の出入りの少ない席にさせてもらう
- ブースやついたてを使わせてもらう
- 複雑な仕事のときは個室を使わせてもらう
- 耳栓の使用を許可してもらう

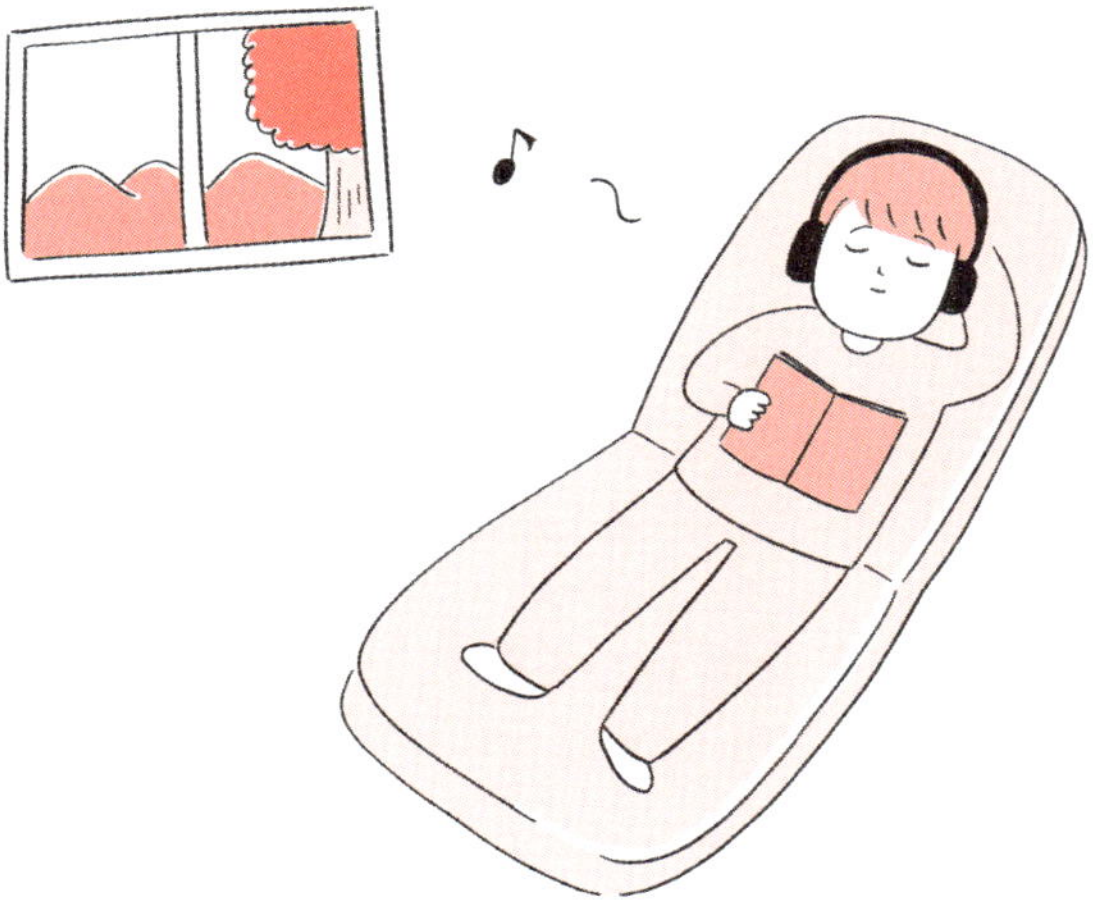

(ASDかも?)

16 徹夜でゲームにのめり込む。夢中になるとやめられないんです

Jさん(27歳・男性)

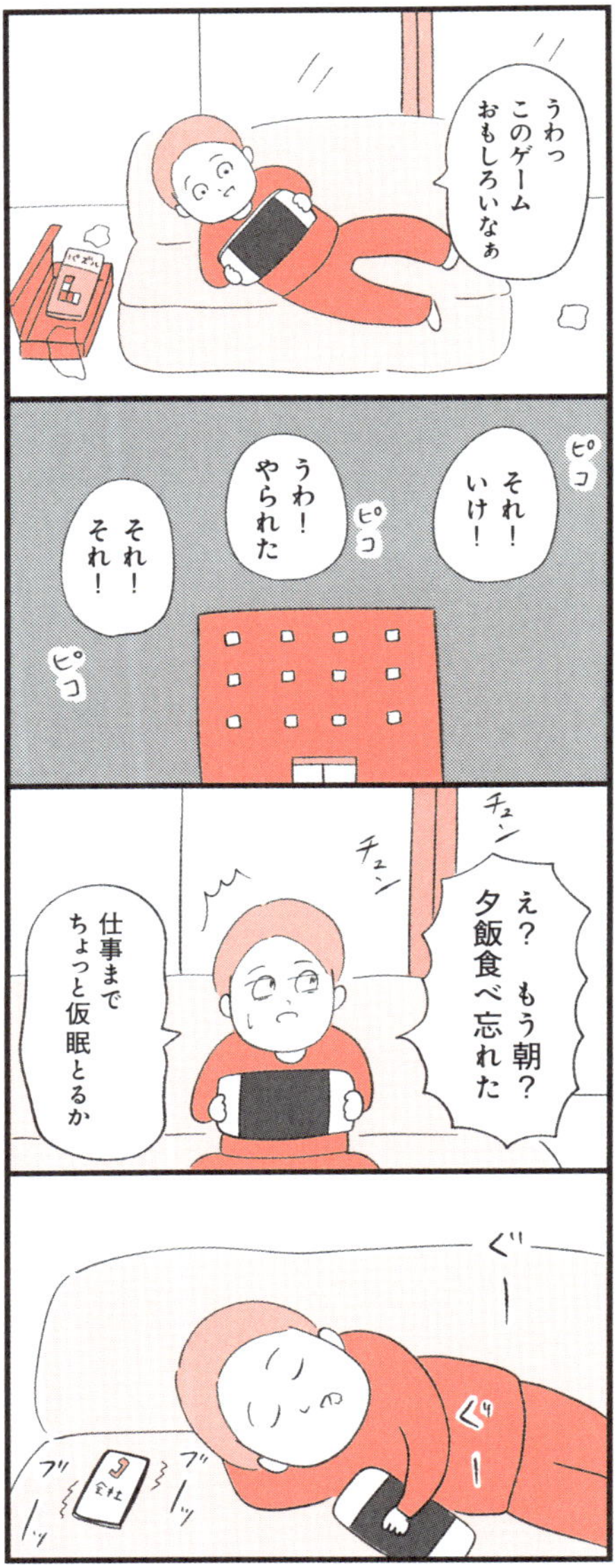
うわっ このゲーム おもしろいなぁ
ピコ
それ！ いけ！
ピコ
うわ！ やられた
それ！ それ！
ピコ
チュン
チュン
え？ もう朝？ 夕飯食べ忘れた
仕事まで ちょっと仮眠とるか
ぐー
ぐー
ブーッ
ブーッ
会社

もしかして発達障害?

☑ 明日があるから深夜を過ぎたら切り上げないと！ ★

☑ 朝までやめられずに、遅刻することが何度もある ★★★★

ゲームは、のめり込むように作られているため、誰しも依存傾向になりやすいものです。発達障害の人は特に生活に支障が出るほどまでに集中しすぎてしまうことがあります。

楽しすぎて頭のスイッチが切り替わらない

ＡＳＤの人には、何かに夢中になるとわき目もふらずに没頭し、時間を忘れてのめり込む傾向があります。ゲームをやっていたらいつの間にか夜中の12時！ などという経験は多くの人にあると思いますが、「まずいまずい、早く寝なくちゃ」と適当なところで切り上げるのではないでしょうか。ＡＳＤの人は、そろそろ寝ないと翌日に差し支えることに気づきにくいし、たとえ気づいてもやめられません。もう少しもう少しと続け、いつの間にか朝になっていたＪさん（27歳）は、ＡＳＤの傾向が強そうです。

Ｊさんのような状態を「過集中」と言います。文字どおり、集中しすぎてしまうんですね。ひとつのことから別のことへ、頭を切り替えるのが難しいのです。ただし、集中するのは好きなことに限ります。気持ちの乗らないことには過集中になりません。

過集中ゾーンに入ると、本人はめちゃくちゃ楽しいのです。ゲーム以外にもギャンブルにのめり込む、家にも帰らず仕事にのめり込むなど、いろいろなケースがあります。一心不乱に続けて、疲れも感じません。だからますますやめられないのですが、これが落とし穴。知らないうちに疲れがたまって、仕事でミスをする、周囲の信頼を失う、体調をくずすなど、暮らしの中でさまざまな問題が起きてきます。

ラクになるコツ

タイマーをセットして切り上げる練習を

過集中の大きな問題は、気づかないうちに体調をくずしやすいことです。寝食を忘れるという言葉どおり、のめり込んで食事や睡眠がおろそかになります。特に睡眠は、翌日のパフォーマンスに大きく関わります。**脳と体をメンテナンスする時間がないと、必ず悪影響が出ます。**遅刻やミスが続けば、周囲の信用も失いますね。

ただ、それがわかっていてもやめられないのが困ったところ。なかなか難しいのですが、**睡眠の重要さを理解しましょう。**きちんと眠って体と脳の疲れをとるから、翌日も健康に一日が過ごせる。仕事の効率が上がって、新しいゲームを買う収入につながります。睡眠は自分への重要な投資なのです。切り上げる時間を決めてタイマーをセットしましょう。それでもなかなかやめられない場合は、家族に協力してもらって、時間になると強制的にＷｉ－Ｆｉを切るなどの検討を。

周りのサポート

Tips

睡眠不足の問題点をおだやかに伝えよう

口うるさく注意するのは、「よけいなお世話!」と逆効果になりかねません。いくら周りが言っても、本人が望まないとなかなか改善はできません。睡眠時間の確保がいかにコスパのよい投資か、時間を削ると暮らしにも体にも大きな影響が出ることなど、なるべくおだやかに伝えられるといいですね。

睡眠不足はリスクだらけ！

ちょっとぐらい不足でも、週末に寝だめすれば大丈夫。
そんなふうに思っていませんか？　睡眠不足や不規則な睡眠は、
知らず知らずのうちに、あなたの体をむしばんでいます。

脳の機能が下がる

眠らないと、体だけでなく脳の疲れもとれません。記憶力や判断力、集中力がなくなり、仕事のミスにつながります。人とのコミュニケーションも、ますますうまくいかなくなります。

うつっぽくなる

脳の機能が下がると、不安感が高まったりうつっぽくなったりすることがあります。うつ病の人はうまく眠れないことが多いのですが、過労や睡眠不足がうつ病を引き起こすこともあるのです。

太りやすくなる

睡眠は、ホルモン分泌や自律神経にも関係しています。寝不足が続くと、食欲を抑えるホルモンの分泌が減り、逆に食欲を高めるホルモンの分泌が多くなることがわかっています。

生活習慣病になりやすい

高血圧や糖尿病、脂質異常症などの生活習慣病は、食生活の乱れだけでなく睡眠不足でもそのリスクが高まります。心筋梗塞や脳出血などのもっと深刻な病気の引き金にならないように。

かぜなどにかかりやすくなる

睡眠不足だと免疫力が下がります。体に入ってきたウイルスをやっつける力が弱いので、かぜやインフルエンザにかかりやすい、かぜをこじらせやすい、といったことが起きがちです。

Tさん（27歳・女性）

(ASDかも?)

17 優先順位が決められず、仕事がスケジュールどおりに進まない

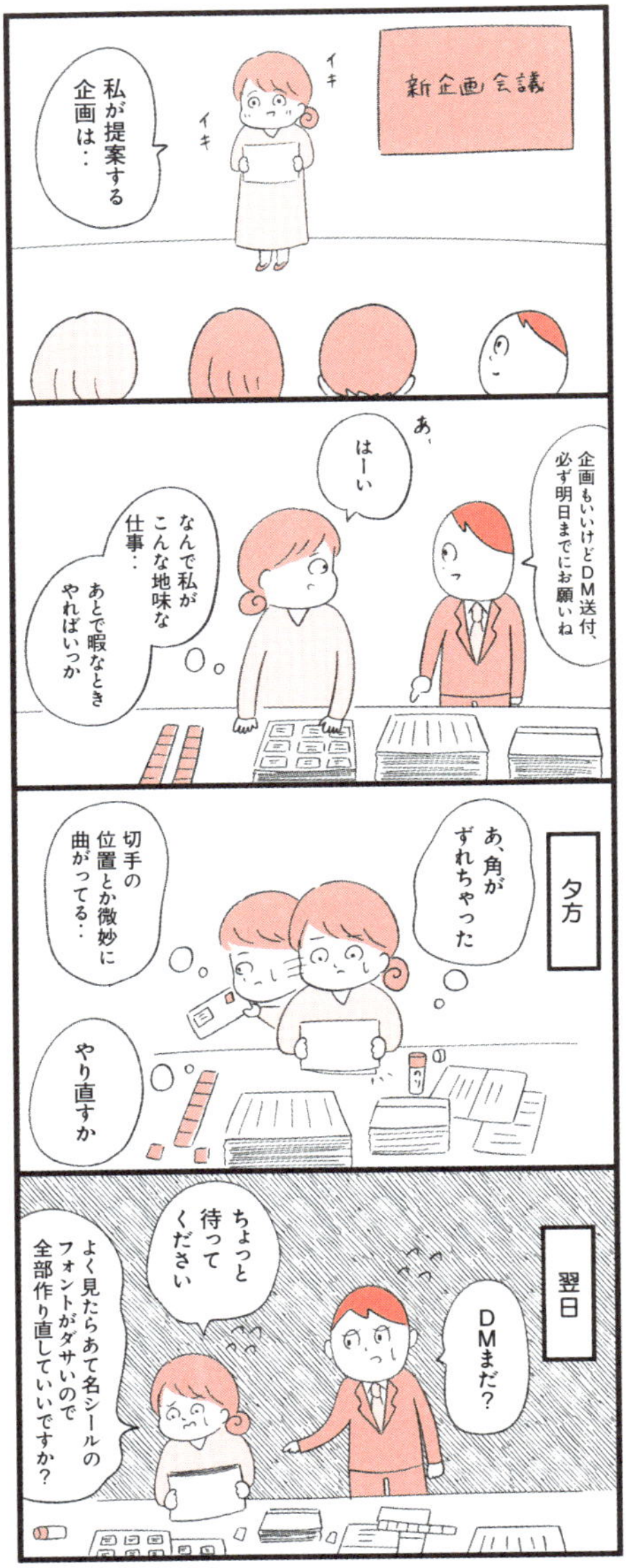
新企画会議
イキ
イキ
私が提案する企画は・・
企画もいいけどDM送付、必ず明日までにお願いね
あ、
はーい
なんで私がこんな地味な仕事・・
あとで暇なときやればいっか
夕方
あ、角がずれちゃった
切手の位置とか微妙に曲がってる・・
やり直すか
翌日
DMまだ?
ちょっと待ってください
よく見たらあて名シールのフォントがダサいので全部作り直していいですか?

ASD

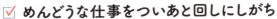

もしかして発達障害?

☑ めんどうな仕事をついあと回しにしがち ★★

☑ 仕事の優先順位がわからず遅れることがよくある ★★★★

そもそも仕事量が多かったり、体調不良というわけではないのに、期日を守れないことが多発するようだとASDの傾向が原因になっている可能性がありそうです。

原因は全体を見るのが苦手だからです

ＡＳＤの人は、全体を見通すのが苦手なため、**優先順位が決められないということがよく起こります。**重要なこととそうでないこととの区別、すぐやるべきかあと回しでいいのかの区別がつきにくい。こだわりも強いので、自分のやり方で1つずつ丁寧に仕上げていこうとします。そして**何かひっかかることがあると、そこで足踏み**してしまうのです。

Ｔさん（27歳）は、自分が考えた企画のことを優先するあまり、急ぎで片づけなければいけない事務的なことをあと回しにしてしまいました。そして、いざとりかかると、郵便物の体裁が気になってしまい、一向に仕事が進みません。自分の細かなこだわりよりも、期日までに出すことのほうが大事だという優先順位がわからなくなっています。時と場合によっては、この細かなこだわりがクオリティの高い仕事につながることもあるでしょうが、この場合、優先すべきは期日です。

大事なことがおろそかになりがちなのはＡＤＨＤも同じですが、理由が違います。全体を見渡すのが苦手でこだわりの強いＡＳＤとは違い、ＡＤＨＤの場合は次々に目移りしてしまうからのようです。

ラクになるコツ

ＡＳＤは「見て考える人」。リストやチャートで視覚化しよう

ＡＳＤの人をあらわす言葉に、Ｖｉｓｕａｌ Ｔｈｉｎｋｅｒ（ビジュアルシンカー＝見て考える人）というのがあります。ＡＳＤの人は**耳で聞くよりも、目で見たことのほうが頭に残りやすい。**口で言われるより絵や文字で伝えられたほうが、理解しやすいのです。優先順位がつけられなくて失敗が多い人は、この特性を利用しましょう。

やるべきことがいくつかあるときは、それをリスト化する。これはとても大事、これはあと回しでいいということも書き込みましょう。重要度を★の数やイラストで示すと、よりわかりやすくなります。チャートや計画表を作るのもいいですね。職場なら上司や同僚に相談して、手順の中でポイントになる部分を示してもらいましょう。自宅に来客の予定がある場合は、いつ、誰が、何を準備するかの手順表を作る。どんなことも目に見える形にすることで、見通しがつきやすくなります。

周りのサポート

Tips

口頭ではなく、メモやメールで伝えるのがよい

目で見た情報なら残りやすいのがASDです。大事なことはメモを手渡したりメールを使ったりして、目で見てわかるように伝えましょう。ASDの人は「察する」ことも苦手です。暮らしの中で感じていることは、「○○をしないでほしい」「○○してほしい」などと具体的に書いて伝えたほうが相手に届きやすくなりますよ。

「見える化」するとわかる！

仕事の指示を受けるときは、できるだけ文章やエクセル表などにして伝えてもらえるといいですね。ただ、いつもそのお願いをしていては周囲に負荷がかかるので、聞いたことは自分でメモをとり、あとから整理して表にするなどしてから業務にとりかかるといいですね。

言われてもピンとこないことが

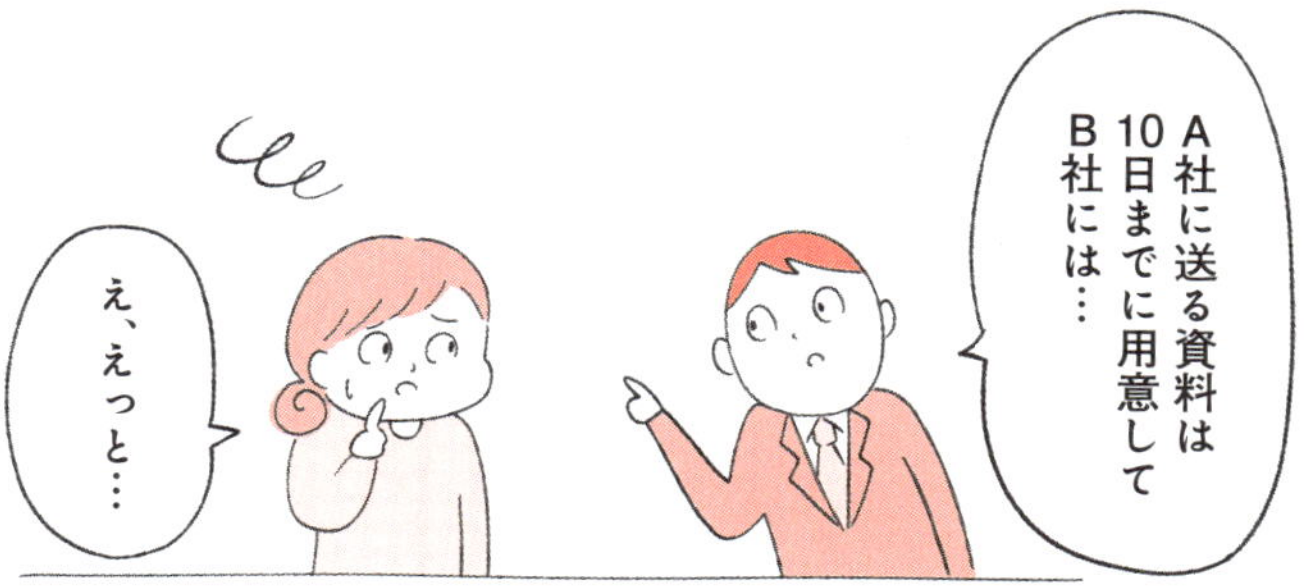
A社に送る資料は
10日までに用意して
B社には…
え、えっと…

ワーキングメモリー（記憶のおぼん）が小さいことから、あれもこれもと覚えるのが苦手。

見ながら聞くとよくわかる！

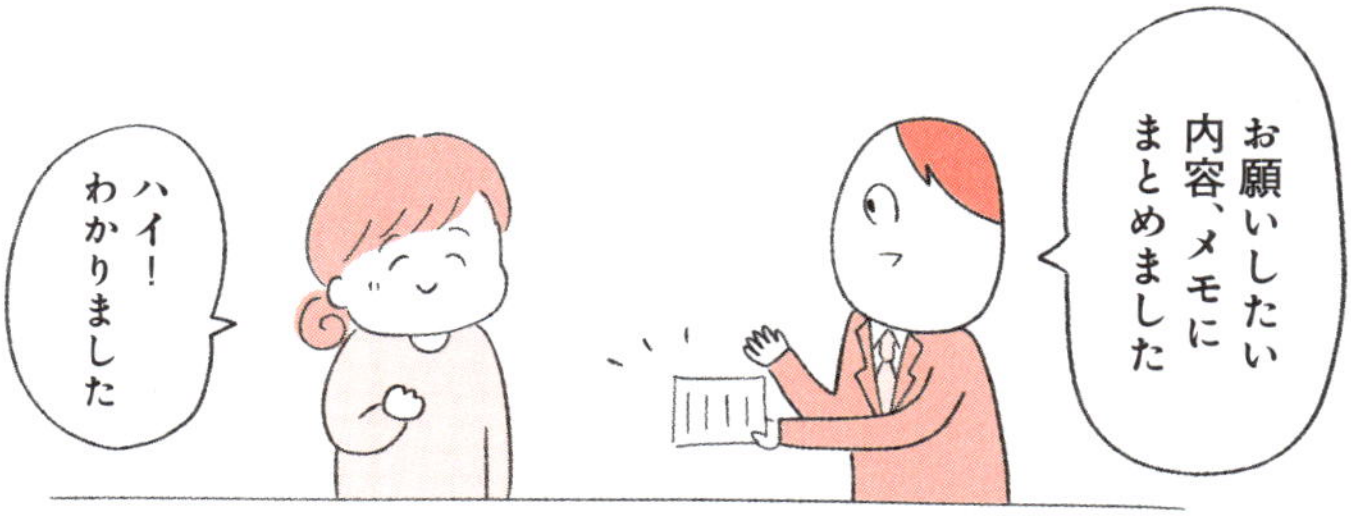
お願いしたい
内容、メモに
まとめました
ハイ！
わかりました

本人が理解しやすいだけでなく、周囲と共有できるのもメリットです。

（ASDかも？）

18 泣いたり怒ったり。周囲にあきれられています

Tさん（27歳・女性）

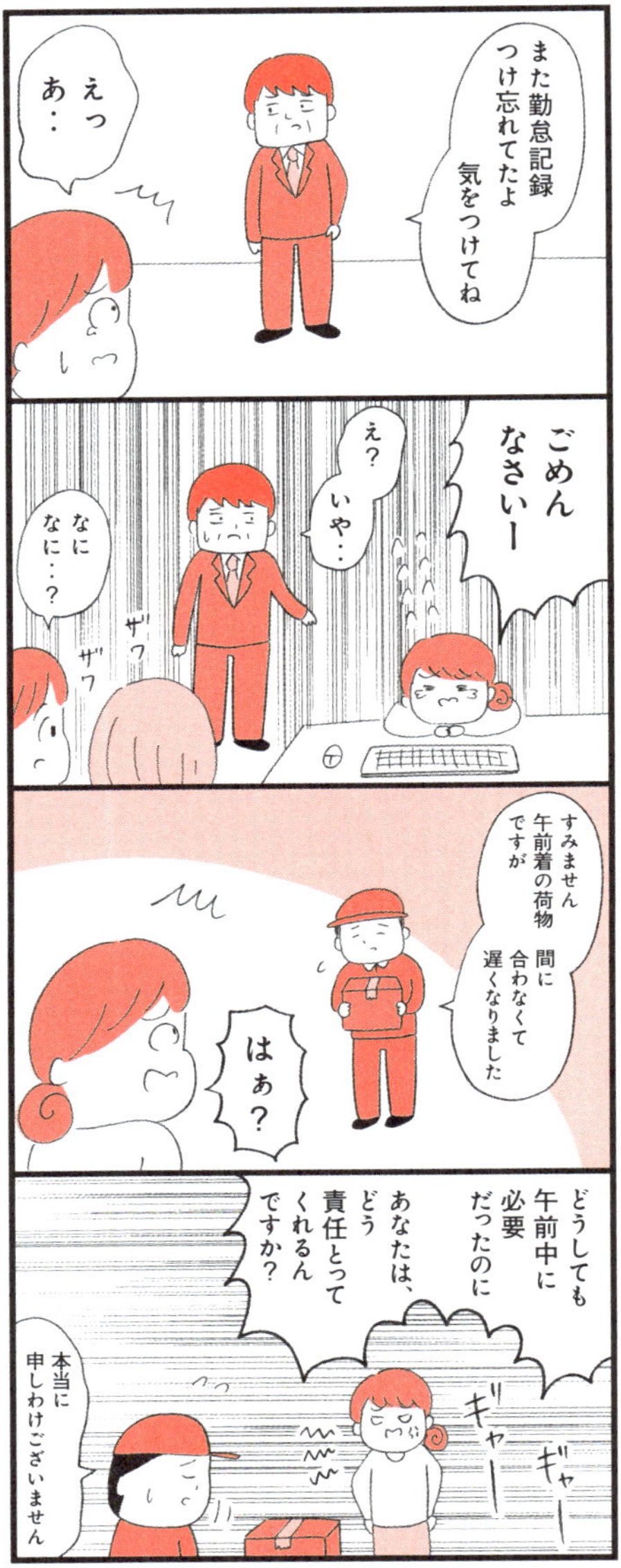

また勤怠記録つけ忘れてたよ 気をつけてね
えっ あ・・
ごめんなさいー
え？ いや・・
なに なに・・？
ザワ
ザワ
すみません 午前着の荷物ですが 間に合わなくて遅くなりました
はぁ？
どうしても午前中に必要だったのに あなたは、どう責任とってくれるんですか？
ギャー
ギャー
本当に申しわけございません

もしかして発達障害？

- ☑ **職場で泣いたり、怒りをぶつけたりすることがある** ★★★★
- ☑ **取引先やお客さんとしばしばトラブルになる** ★★★★★

誰でも感情の揺らぎを職場で出してしまうことはあるかもしれませんが、それが何度もある、あるいは取引先などまで巻き込むとなると、ASDの可能性がありそうです。

ASD

周りの人には想像しにくい大きなストレスを抱えています

ＡＳＤの人は急に怒ったり、相手のミスを必要以上に責めたりして周囲を困惑させることがあります。何か問題が起きたら自分の考えを伝え、相手の気持ちもくみながらやりとりしていきたいところですが、そういう**相互的なコミュニケーションが苦手**です。さらに、暗黙の了解がわからなかったり冗談を真に受けたりして、**日ごろから周囲に理解されにくく、いつもストレスを抱えている**のです。

それでもなんとかやっていこうとがんばるのは、なかなかつらいことです。「こうしなきゃいけない」というこだわりもあるので、思いどおりにならないことに対するモヤモヤがとてもに大きいこともあります。そういうことが重なって気持ちがガクンと折れると、感情のコントロールがさらに難しくなります。大泣きする、わめき散らす、ものを投げつけるなど、ますます相手に伝わらないコミュニケーションをしてしまうのです。普段はなんとかがんばれている人も、体調が悪かったり心配事があったりすると爆発が起きやすくなります。無理をしないでほどよく休みをとって体と心を休めることも大切ですね。

ラクになるコツ

その場を離れて深呼吸。軽い運動もおすすめです

感情が爆発しそうなときは、できればその場をいったん離れましょう。会社なら、席をはずして屋上やトイレにGO！ そうして鼻から深く息を吸い、「リラ〜ックス」と念じながらゆっくり息を吐く深呼吸をくり返します。しっかり吐くのが大切です。**しばらく深い呼吸を続けていると、少しずつ気持ちが落ち着いてくる**と思います。

また、ＡＳＤの人は仕事に集中しすぎる傾向があります。肩や首に力が入ってガチガチにかたまると体が緊張し、それがまたストレスを作り出します。**仕事中も、ときどき軽い運動を心がけるといいですね。**肩甲骨が動くように肩を回す、肩を上げ下げする、首をゆっくり回す、廊下に出て歩くなど、少し動くと緊張がほぐれます。

家族と暮らしているのなら、会社帰りに静かな喫茶店に立ち寄って気持ちをおちつけるなど、ひとりで過ごすクールダウンの時間をもつのも効果的です。

周りのサポート

Tips

注意するときは相手の気持ちへの配慮を

職場でも家庭でも、いきなり爆発されると周囲は困ります。少し厳しく注意しなくてはならない場面があるかもしれません。そんなときは他の人がいない場所に呼び、なるべくおだやかに話してください。強く叱責されても本人は気持ちの落としどころがなく、つらいのです。相手の気持ちを配慮して対応しましょう。

心のリラックスは体から
～緊張をほぐそう～

同じ姿勢で座りっぱなしではありませんか？
ＡＳＤの人は過集中になりやすいので、オフィスでもときどき体を動かしましょう。

- 腕を広げ、ゆっくり深呼吸をする
- 首を回す、上下左右に動かす
- 1時間ごとにタイマーをかけ小休憩をとる
- 肩甲骨が動くように肩を回す
- のびをする
- 肩を上下させる
- 足首を回す
- 手首をブラブラ
- 1階分の階段を上り下り
- 廊下を1往復

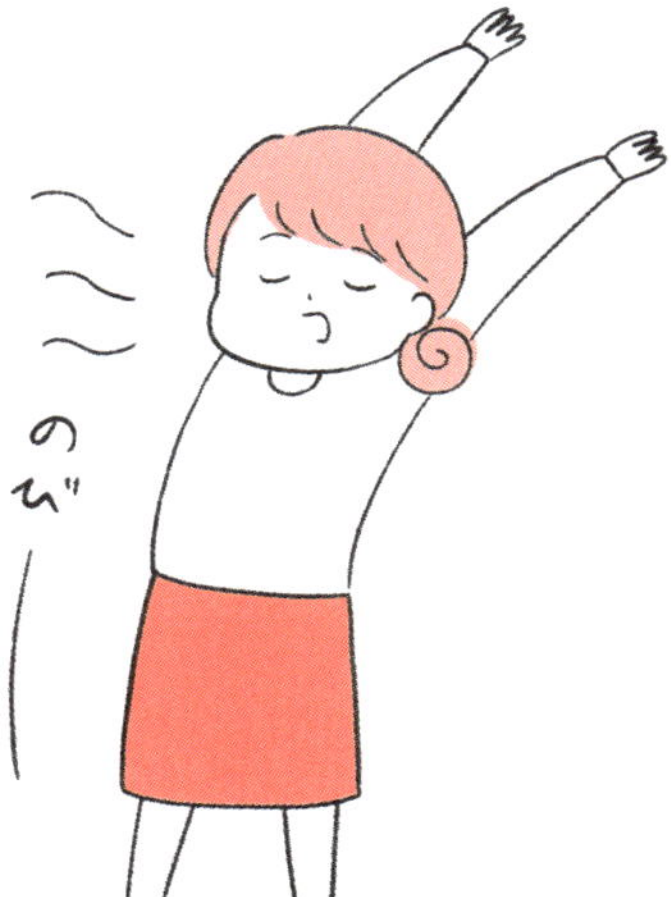

（ASDかも？）

19 好きなことだけしていたい。家庭の中には冷たいすきま風が…

Uさん（55歳・男性）

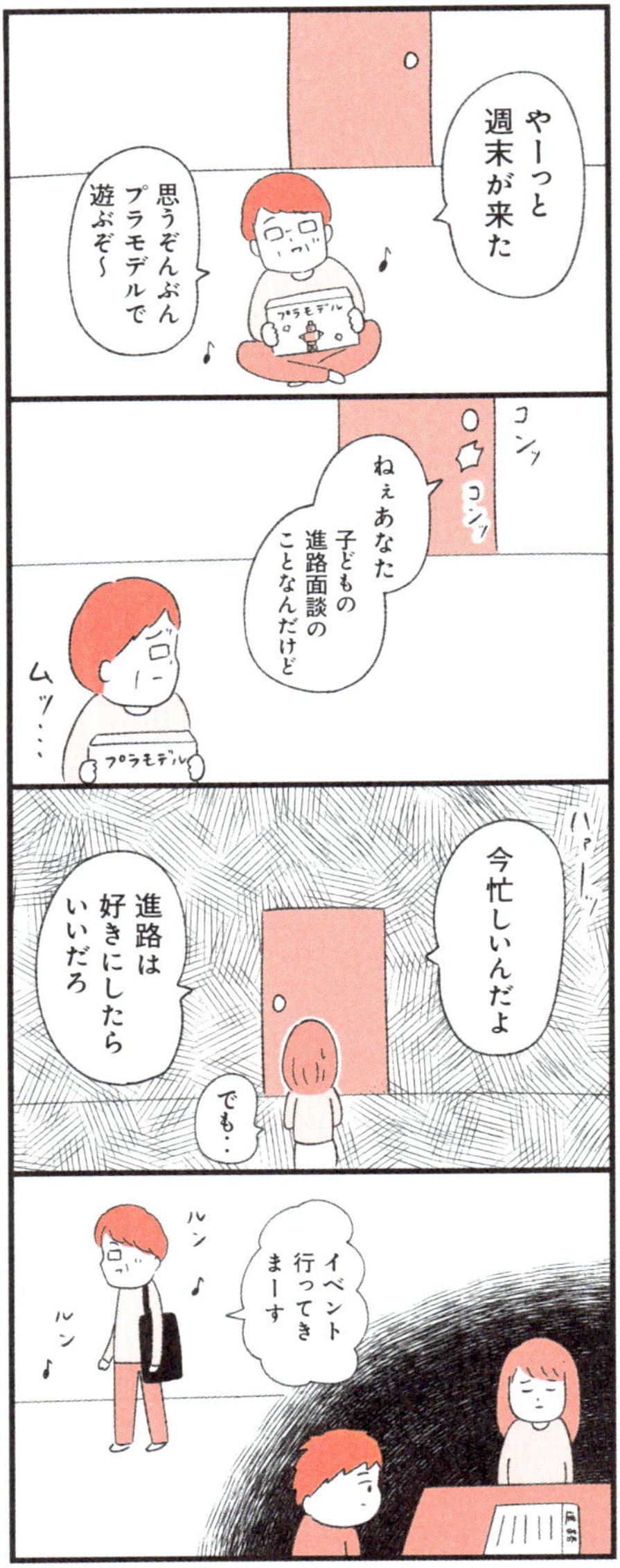

もしかして発達障害？

- ☑ **休日は、自分の趣味に時間を使いたい** ★★
- ☑ **子どもの進路の話はめんどうだ** ★★★★

ASDの人は自分が家族の一員であり、役割をもつということに無頓着な場合があります。また、相手の気持ちを考えるのが苦手なため、家族の要求をめんどうだと感じがちです。

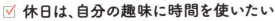

ある日突然、離婚届が！ということにも

ＡＳＤの人のふるまいは、とても自己中心的に見えることがあります。ここに登場しているUさん（55歳）がまさにそれ。外では何かと気疲れすることが多い毎日で、待ちわびた週末は趣味に没頭したい。ひとりで思うぞんぶん楽しみたいのです。**他者視点に立つのが苦手**なため、「家族はどう思うだろう」という**想像力が働かず、妻や子どもの気持ちには全く気づかない**のです。無視してやろうという意地悪な気持ちではないのですが、これでは家族との間にすきま風が吹くのも無理はありません。

子どもが遊びに連れていってとねだっても、日曜日になるとさっさとゴルフに出かけてしまう。たまのことではなくて毎週なので、家族はもうあきらめています。進路の相談をしてもなま返事しか返ってこないので、相談する気も失せてしまう。好きなことだけやっているのを全然悪いと思っていない感じが、家族をあきれさせています。

こういうことが続くと、ある日突然、妻に離婚を切り出されるなどということが起こりかねません。本人にとっては寝耳に水の大ショックですが、妻はずっとがまんしてきたのです。気持ちがすれ違っていることに気づかないまま、いきなり家族から「もう無理！」と言い渡される。そんなことにもなってしまうかもしれません。

ラクになるコツ

妥協も必要です。「楽しみは7割」を心がけよう

好きなことに没頭したい気持ちは、なくそうと思ってなくせるものではありません。でも、家族と暮らしているのなら、ときには歩み寄りも必要です。例えば、趣味にあてている週末を、月1〜2回は家族のために使うようにするのはどうでしょう。**趣味の時間の3割ぐらいは、家族との時間に振り分ける。**楽しみは7割というわけです。

ASDの人にとって、**好きなことに没頭する時間は、心のバランスをとるのに必要**でもあります。それを全部あきらめるのは苦しく、実際には難しいことです。家族にもそれを理解してもらいたいですね。そのためにも、やはり大事なのが歩み寄り。例えば、たまには子どもといっしょに買い物に行き、好きなものを買ってあげましょう。相手が何をしたいかをよく見て、気持ちを思いやる必要がありますね。

周りのサポート

Tips

「急な予定」にならないように伝えよう

ASDの人は決まった予定を変えることに強いストレスを感じます。「今月、第3日曜日に〇〇に行く予定よろしくね」というように、周囲の人が、大事な予定を早めに、具体的に伝えておくと、本人は受け入れやすくなります。予定が近づいたらリマインドをしましょう。スムーズに受け入れてもらうためには、急な要求や変更をしないのが重要なポイントです。

お互いを思いやって歩み寄ろう

「休みは全部趣味に使いたい」「この人には何を言ってもムダ」。
お互いに自分の都合や考えにこだわっていると、家庭の雰囲気はどんどん悪くなります。
相手を思いやりながら、妥協点を見いだせるようにお互い歩み寄れるといいですね。

来週なら行けるよ

毎週はキツイけど
この日ならという歩み寄りを。

**疲れているのに
助かるわ**

共感のひと言が、歩み寄りの大き
なきっかけになります。

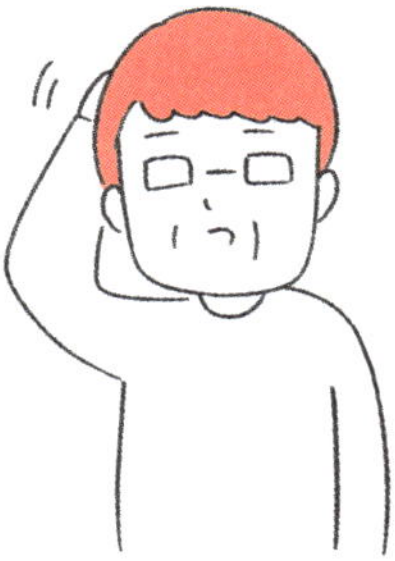

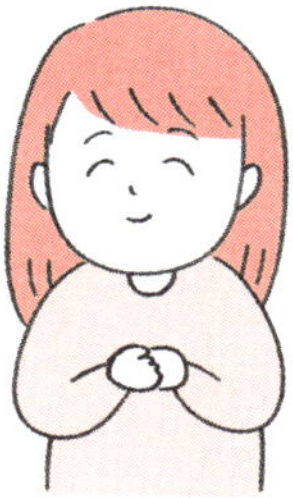

心の中では

家族はどう思っているだろう

まずは、自分以外の家族の視点
に立ってみることが大事です。

**たまには子どもを連れて
出かけてみようか**

自分も興味のもてる映画を観に
いくなど、家族と接点を探して。

心の中では

**あらかじめ予定を
伝えておかなくちゃ**

ASDの人は、急な予定が苦手。
伝えるポイントは「早めに」
「具体的に」「書いて」です。

趣味の時間も必要ね

好きなことに時間を使いすぎ！
批判の気持ちをぐっとこらえて。

（ASDかも？）

20 コレクションが趣味。部屋はフィギュアでいっぱいに

Oさん（34歳・男性）

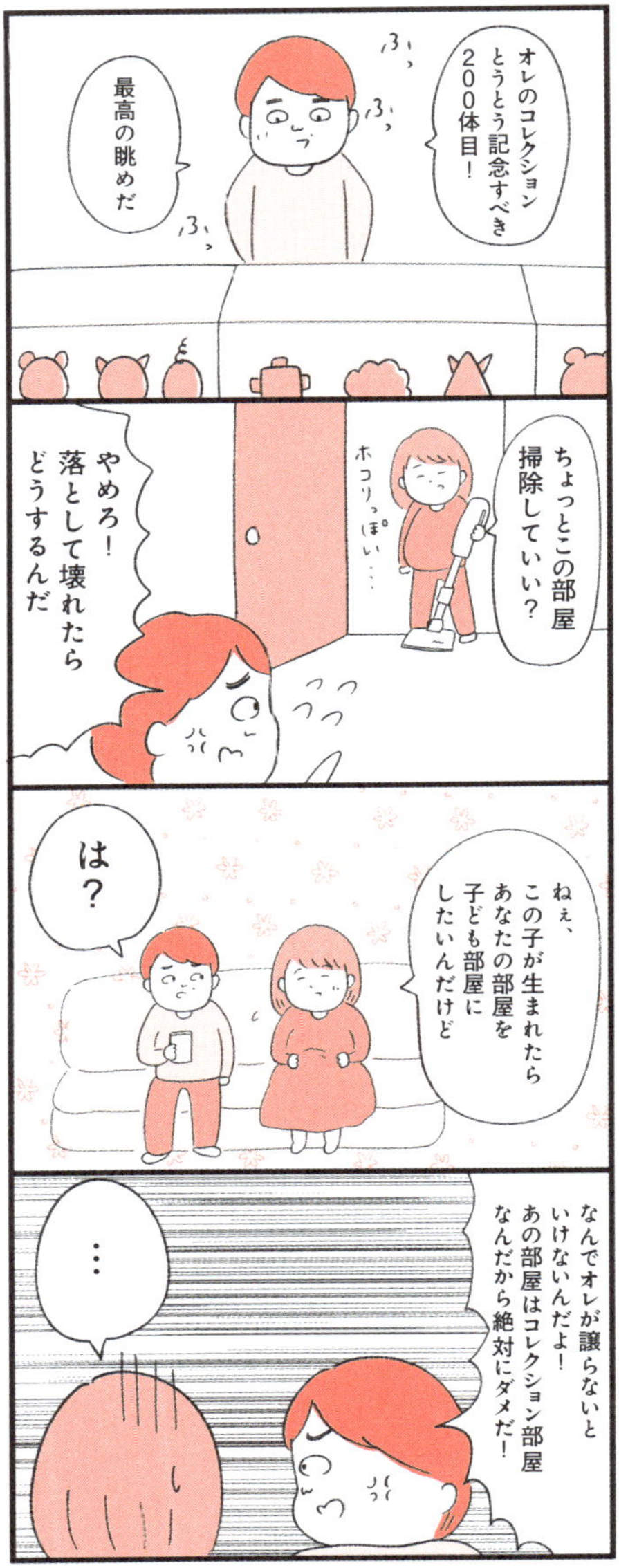
オレのコレクション とうとう記念すべき 200体目！
最高の眺めだ
ちょっとこの部屋 掃除していい？
ホコリっぽい…
やめろ！ 落として壊れたら どうするんだ
ねぇ、 この子が生まれたら あなたの部屋を 子ども部屋に したいんだけど
は？
なんでオレが譲らないと いけないんだよ！ あの部屋はコレクション部屋 なんだから絶対にダメだ！
…

ASD

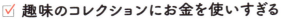

もしかして発達障害？

- ☑ **趣味のコレクションにお金を使いすぎる** ★★★
- ☑ **コレクションは、絶対に誰にもさわらせたくない** ★★★★

趣味は、家族や周りとの折り合いをつけて続けるものです。迷惑をかけているのにコレクションを優先してしまうようだと、ASDの傾向があるかもしれません。

ほどほどができず、狭く・深くのめり込む

ＡＳＤの傾向がなくても、趣味でコレクションをしている人は多いでしょう。フィギュア、鉄道模型、好きなアーティストのグッズ、カプセルトイ、マンガ、切手、コイン……あらゆるものがコレクションの対象になります。

コレクション自体が問題なのではありませんが、**ＡＳＤの人は興味のあることに極端に狭く深くのめり込みがち。**ほどほどとか、適当なところでといった、あいまいなことが苦手で、コレクションを始めるとどこまでも集めたくなります。それで、窓もあけられないほどコレクションがびっしりなんていうことに。手にとる用と飾っておく用の２つを必ず買う人もいます。ダブルで増えて、部屋は移動のスペースを確保するのがやっとの状態です。それでもひとり暮らしなら、なんとかなるかもしれません。けれど、家族が増えるとそうはいきませんね。子ども部屋が必要なのに「コレクション部屋に入るな！」ともめたり、家計を圧迫したり、暮らしにさまざまな支障が出てきます。

人間関係に難しさを感じやすいので、ものを相手にしているほうが気持ちがラクだということもあるでしょう。人よりものが好きなのを、頭から否定するわけにもいきませんが、家族との妥協ポイントもみつけていきたいものです。

＼ラクになるコツ／

手放せないコレクションは、保管スペースを別に確保

他の人が見ればとるに足らないものでも、本人にとっては価値ある大切なもの。そんなコレクションを**あきらめたり、手放したりすることは、なかなかできません。**それでも暮らしに支障が出ているのなら、なんとかしなくてはなりません。

現実的な方法は、保管スペースを別に確保することです。お金に余裕があるのなら広い間取りの部屋に引っ越す。そこまでできないのなら、トランクルームを借りる手もあります。あるいは自宅ではなく、実家に頼んで置かせてもらう。ディスプレイはこの際あきらめて、箱に入れてクローゼットにしまうのもいいでしょう。全部しまい込むのがイヤなら、厳選したものだけを飾ります。

あなたのコレクションで**家族が困っているのなら、すべてを自分の思いどおりにするわけにはいきません。**そこは妥協が必要なのです。

Tips

周りのサポート

「私はこうしてほしい」と伝えよう

人の気持ちがわかりにくいASDには、困っていることをきちんと伝えましょう。「なんであなたはそうなの!?」と相手を責めるのではなく、「私はこうしてほしい」と主語を自分にしてしっかり理由も伝えます。5年後には子どもに部屋をあげたいね、などと早めに先の見通しを立てて伝えると、相手も協力しやすいですよ。

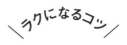

家族のスペースと折り合う工夫を

大事なコレクションを処分するのは、つらいものでしょう。しかし、それは、
本当にそれ以上減らせないものですか？　捨てるのが惜しければ、
人に譲ったりするなど、一度冷静に考えてみましょう。
そのうえで「必要」と判断するのであれば、
スペースには限りがあるでしょうから、対策を考えるしかありません。

収納に工夫をする

ディスプレイするのは一部にして、残りは段ボールに入れて、ベッドの下や押し入れの天袋に入れるなど、日常生活のスペースのじゃまにならないようにしましょう。

広い部屋に引っ越す

ものを置くためのスペースがどうしても必要なら、通勤時間が長くなるのは覚悟して、思い切って同じ家賃で広い部屋に引っ越す決断もアリかもしれません。

別な場所に逃がす

実家に余裕があれば置いてもらう、トランクルームを借りるなど、居住場所と収納場所を分けることも検討を。子どもが生まれてから、いたずらされる心配も減ります。

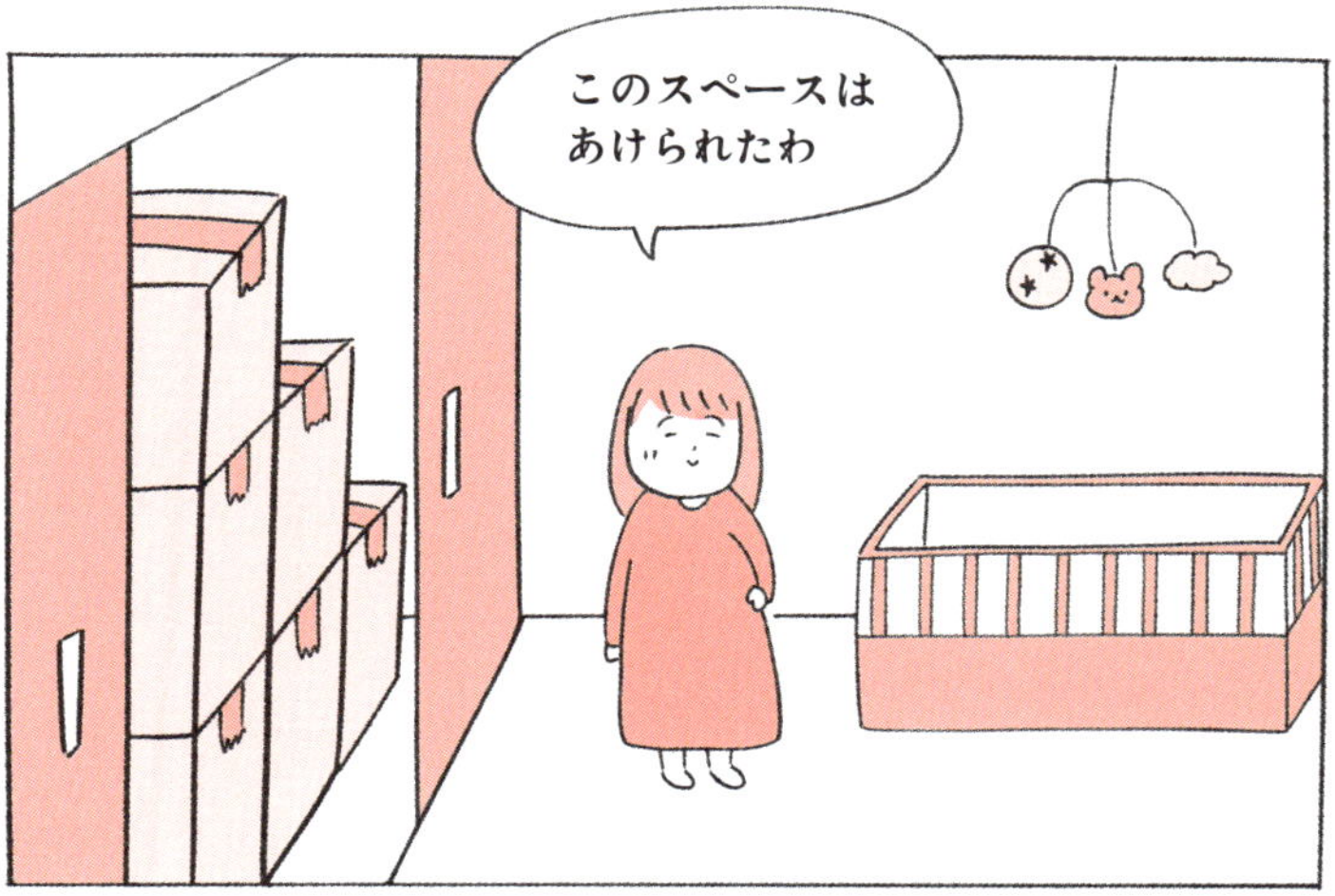

（ ASDかも？ ）

21 いつも無表情で反応が薄く、人の話を聞いていないように見える

Sさん（31歳・男性）

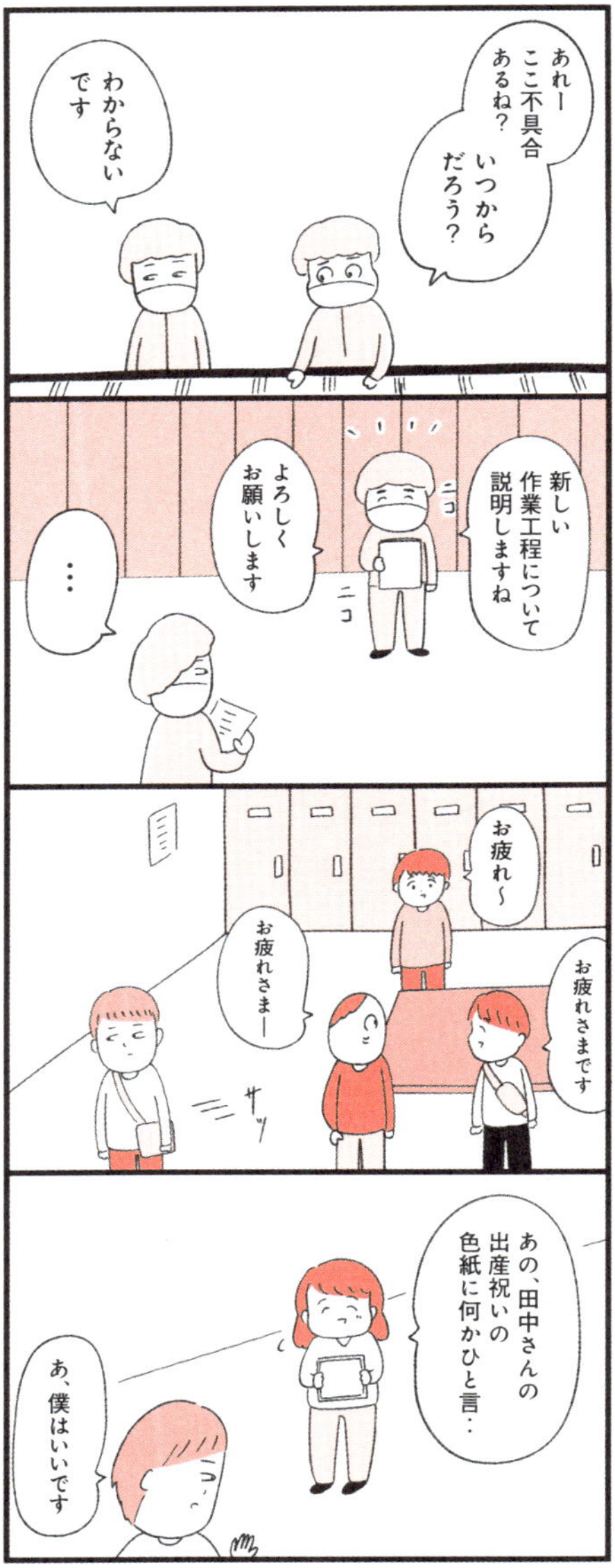
あれー ここ不具合 あるね？ いつから だろう？
わからない です
新しい 作業工程について 説明しますね
ニコ
ニコ
よろしく お願いします
…
お疲れ〜
お疲れさまです
お疲れさまー
サッ
あの、田中さんの 出産祝いの 色紙に何かひと言…
あ、僕はいいです

もしかして発達障害？

☑ 会話している相手と目を合わせない ★★★

☑ あいさつをしない、会釈もしない ★★★★

慣れない職場で緊張したり、ニガテな人がいる場合もあるでしょう。しかし、いつまでたっても極端に人間関係を遠ざけるとなるとASDが原因になっている場合もありそうです。

ASD

繭の中にひとりでこもっている「孤立タイプ」のASD

人との関わり方が独特なのがＡＳＤですが、特性のあらわれ方にはいくつかのタイプがあります。相手におかまいなしにグイグイかかわる積極型、相手の言いなりで断ることが苦手な受け身型などがありますが、**Sさん（31歳）は孤立型とされるタイプ**でしょう。まじめでおとなしく、仕事は黙々とこなしますが、定時になればスーッと帰る。仕事の打ち合わせ中も相手の顔を見ないので、「聞いてるの？」と相手に不安がられます。聞いてはいても、「聞いています」というメッセージが伝わるようなしぐさや表情ができません。

人は言葉だけでなく、しぐさや表情、姿勢などでもコミュニケーションをしています。何かを提案したときに相手が大きくうなずけば「賛成してくれる」と思うし、眉をしかめていれば「反対なのかな」と思いますね。**ＡＳＤの人の脳の特性として、この相互応答性が乏しいことがあげられます。**会話だけでなく、しぐさや表情など、言葉以外のコミュニケーションも苦手です。相手が話しているのに無表情だったり、体を横に向けていたり。会釈ひとつせずに人とすれ違うこともあります。視線をうまく使うのも苦手で、話していても目が合わないし反応が薄いので、相手は困惑してしまうのです。

＼ラクになるコツ／

相手のほうに体を向けて、目を見て話す練習を

人との関わりの中で、基本的な会話のマナー、テクニックとして覚えてほしいことがあります。**まずは視線の使い方、アイコンタクト**です。家族や信頼できる友人を相手に、目を見て話す練習をしましょう。話すときは、体の向きも相手の正面になるようにします。目を合わせるのがどうしても苦手なら、相手の額かあごのあたりを見るようにします。どの場合も、視線をときどき動かすのがポイント。じっと見つめすぎると不自然で、相手は居心地が悪くなってしまいます。

もうひとつは姿勢です。話をしている人のほうに体を向けましょう。首だけ向けるのと体ごと向けるのとでは、話している人の「聞いてもらっている」感覚は大きく違います。体を向けて、目を合わせて話す。それだけで、お互いにわかり合えている感覚が生まれます。仕事の場でも家庭でも、信頼関係があると感じられるようになるのです。

うまくいくコツ

Tips

自分の表情を客観的に確認しよう

表情が乏しい人は、鏡を見ながらにこやかな笑顔をつくる練習をしてみましょう。無表情と笑顔では見え方がどのくらい違うのかを、目で見て確かめます。集合写真で、他の人と自分の表情との違いを見くらべてみるのもいいですね。自分がどんな表情をしているのか客観的に確認できると、表情の大切さに気づけるかもしれません。

好感度アップ

人と話をするときのポイント

話をしている相手は、リアクションがないと不安になります。
「聞いていますよ」というサインをさりげなく送り続けましょう。

視線と姿勢

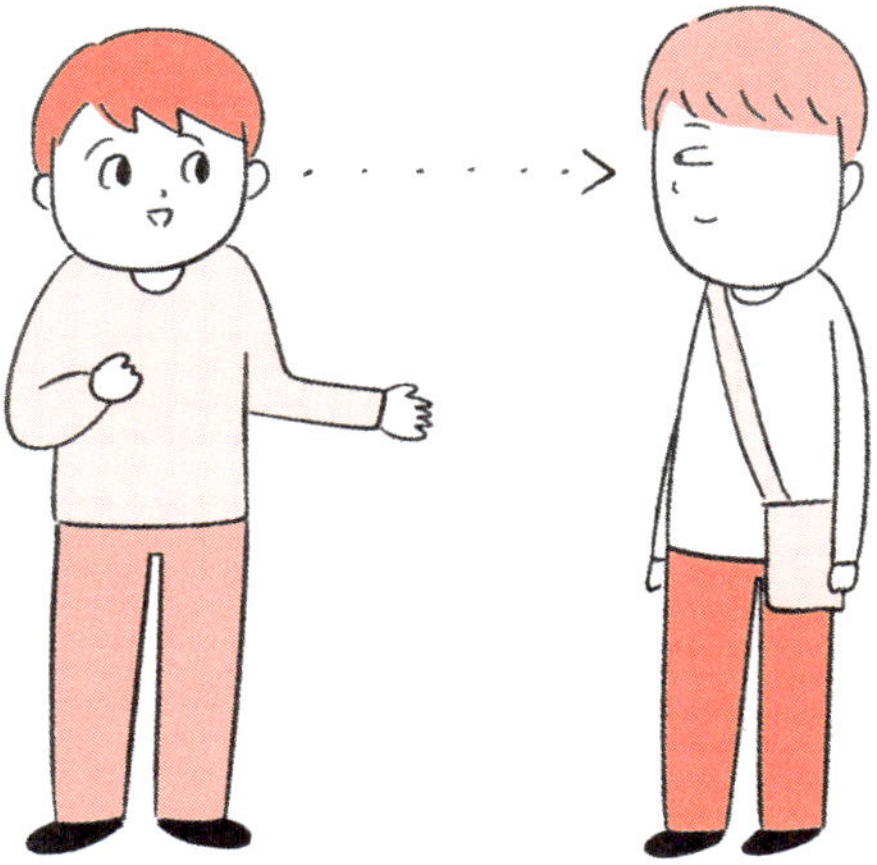

- 姿勢はきちんと相手の正面に向く
- 相手の目を見て話す
- じっと見つめすぎず、ときどき視線をそらす
- 額やあごのあたりを見るのもよい

表情としぐさ

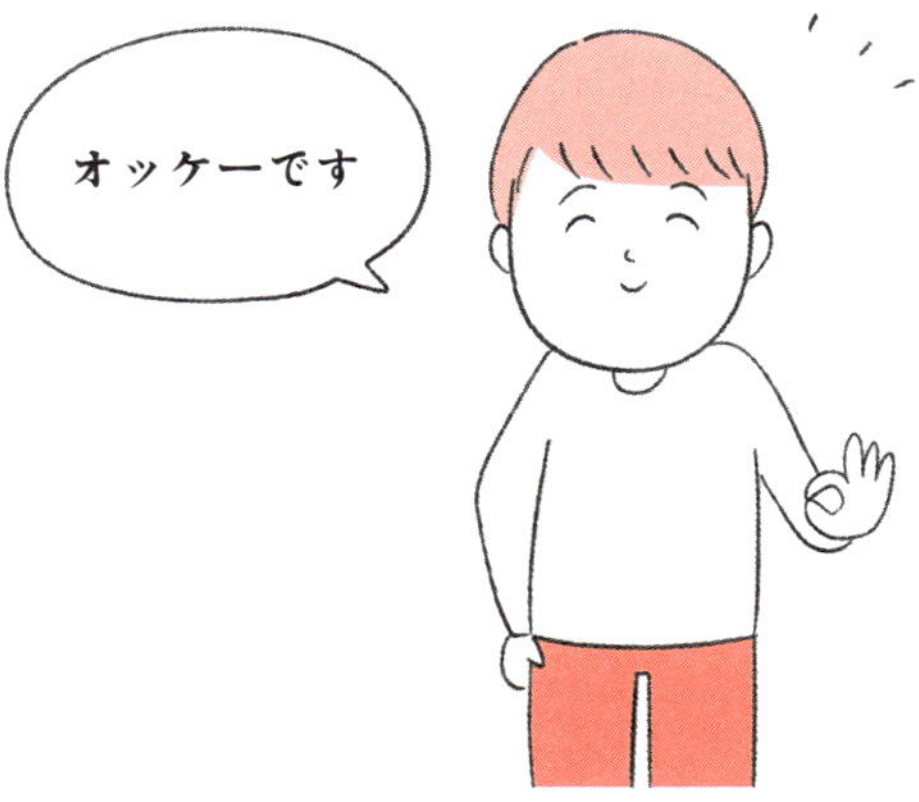

- 基本は笑顔、なるべくほほえむ
- ときどきうなずく
- 「そうなんですね～」など、ときどき相づちを
- オッケーサインなどジェスチャーも使う

「もしかして発達障害?」と思ったら、受診も検討してみましょう

発熱や腹痛のようなはっきりした症状ではなく、生きづらいとか周囲とうまくいかないという困り事で病院に行くのは、少し敷居が高いかもしれませんね。発達障害かもと思ったら、まずはそれに関する本を2〜3冊読んでみてください。何に気をつければいいかがわかり、アドバイスを実践してつらさが減ることも多いです。

一方で、本に書いてあることを自分に当てはめるのが難しい人もいます。また、本のアドバイスに従ってもやっぱりうまくいかない、困っていると感じるのなら、医療機関への受診も検討してみましょう。

受診にあたって、まず幼少期からの成育歴や現在の状態について問診票の記入を求められることが多いでしょう。また、いくつか検査を受けることがあるでしょう。それらを踏まえて医師と話し合うことで、自分にどういう傾向があるのかが客観的にわかります。診療の過程では困り事を減らすための方法や考え方がアドバイスされ、場合によっては薬が処方されます。ひとりでがんばるのではなく、心強い味方を得たと思えばいいのです。

ただし、受診は自分の意思でするものです。人に言われてしぶしぶ受診するのは、あまりいい結果に結びつかないように思います。

PROCESS

発達障害の診断の流れ

発達障害で受診したときのおおまかな流れです。

診察予約

症状や成育歴などについて問診票の記入をする必要があるでしょう。

▼▼▼

初診

知能検査、心理検査を行い、医師が面談します。医師は問診票を確認しながら、問診を進めていきます。

▼▼▼

再診①

知能検査、心理検査の結果を知らせます。ASDの傾向があるなど、ある程度の診断がついている場合は、それもあわせて伝えます。

▼▼▼

再診②

診断の方向性が固まります。そのうえで、生きづらさにどうとり組むか、どう改善させるか、具体的なプランを話し合います。

▼▼▼

それ以降

2週間～1カ月ごとなどを目安に通院します。カウンセリングを併用することもあります。

病院ではどんな治療を受けるのか

発達障害には、診断の目安になる国際的なガイドライン・DSM－5－TRがあります（186〜189ページ参照）。医師は面談や検査結果を踏まえ、はっきり発達障害だと診断できる場合もあれば、なかなか診断がつかないこともあります。特に大人の場合は、長い年月の間に症状は複雑になります。これまでの学校生活、家族関係などのさまざまな影響も受けます。他の精神疾患を併発していることもあります。発達障害のあいまいさは、たとえ専門医であってもとらえにくいものなのです。

発達障害の診断がつけば、そこからは治療に進みます。基本になるのは自分の特性をしっかり理解して、それに合わせた対応方法を探ることです。治療の最終的な目標は、自分の特性を知り、生きづらさを減らすことです。どうすれば本人がラクになるのか、周囲はどんなサポートができるのかを、じっくり話を聞きながら共に考えていきます。

発達障害の治療の柱は心理療法になります。ただ、一部には薬が有効な場合があります。また、発達障害がベースになってうつ病や強迫症などの二次障害が起きている場合は、抗うつ薬などが処方されることもあります。

治療のアプローチは大きくわけてこの3つ

治療の中心である心理療法に加えて、環境や症状に応じて組み合わせます。

Method 1

心理療法

▼専門家によるカウンセリング

発達障害からくる困り事を減らすには、日々の生活を見直してできることとできないことを見きわめ、具体的に何ができるのかを見つけることが大切です。できることを少しずつでも実行して、暮らしの質を上げていくのです。そのために有効なのが、臨床心理士などによる心理療法（カウンセリング）です。

心理療法は、カウンセラーと一対一の面談の形で行われます。あなたを理解してくれる専門家に丁寧に話を聞いてもらい、できることをいっしょに考えてもらう。経過を見ながら適切なアドバイスをもらう。こうした心理療法で自分の特性への理解が深まり、積極的に改善にとり組むようになれば、トラブルは少しずつ減ることが多いのです。

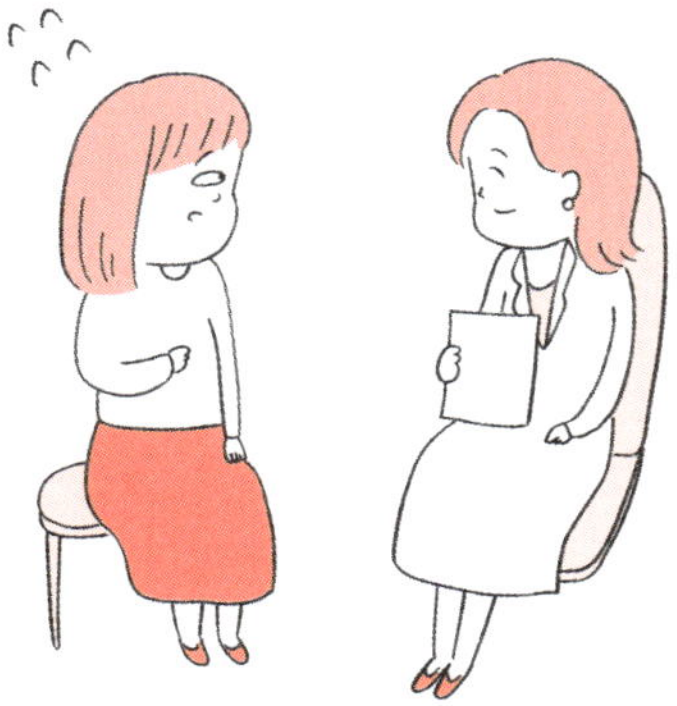

Method 2

家族療法

▼家族の参加で治療効果が高まる

家族が協力的だと、治療効果はより高まります。家族療法ではカウンセリングに家族も参加し、共に問題解決にとり組みます。家族はカウンセラーと話しながら本人の特性への理解を深め、家庭での接し方などのアドバイスを受けます。家族は近しい関係だからこそ、問題を話し合っているうちに感情的になったり投げやりになったりすることがあります。家族療法にはカウンセラーの助けをかえて、冷静に話せる利点もあります。

Method 3

薬物療法

▼症状の改善に薬が有効な場合も

ADHDには、衝動性や多動性を抑え、不注意を減らす効果が認められている薬がいくつかあります（コンサータ、ストラテラ、インチュニブなど）。一方のASDは、パニックなどの過剰反応を起こす場合には、ある種の抗精神病薬や漢方薬が使われることがあります。また、うつや不安症の改善に抗うつ薬や睡眠薬が処方されることも。

ADHDの診断基準

Attention-Deficit/Hyperactivity Disorder
注意欠如多動症

A　1.および／または2.によって特徴づけられる、不注意および／または多動-衝動性の持続的な様式で、機能または発達の妨げとなっているもの

1.2.とも以下の症状のうち6つ（またはそれ以上）が少なくとも6カ月持続したことがあり、その程度は発達の水準に不相応で、社会的および学業的／職業的活動に直接、悪影響を及ぼすほどである

注：それらの症状は、単なる反抗的行動、挑戦、敵意の表れではなく、課題や指示を理解できないことでもない。青年期後期および成人（17歳以上）では、少なくとも5つ以上の症状が必要である

1.不注意

（a）学業、仕事、または他の活動中に、しばしば綿密に注意することができない。または不注意な間違いをする（例：細部を見過ごしたり、見逃してしまう、作業が不正確である）

（b）課題または遊びの活動中に、しばしば注意を持続することが困難である（例：講義、会話、または長時間の読書に集中し続けることが難しい）

（c）直接話しかけられたときに、しばしば聞いていないように見える（例：明らかな注意を逸らすものがない状況でさえ、心がどこか他所にあるように見える）

（d）しばしば指示に従えず、学業、用事、職場での義務をやり遂げることができない（例：課題をはじめるがすぐに集中できなくなる、また容易に脱線する）

（e）課題や活動を順序立てることがしばしば困難である（例：一連の課題を遂行することが難しい、資料や持ち物を整理しておくことが難しい、作業が乱雑でまとまりがない、時間の管理が苦手、締め切りを守れない）

（f）精神的努力の持続を要する課題（例：学業や宿題、青年期後期および成人では報告書の作成、書類に漏れなく記入すること、長い文章を見直すこと）に従事することをしばしば避ける、嫌う、またはいやいや行う

（g）課題や活動に必要なもの（例：学校教材、鉛筆、本、道具、財布、鍵、書類、眼鏡、携帯電話）をしばしばなくしてしまう

（h）しばしば外的な刺激（青年期後期および成人では無関係な考えも含まれる）によってすぐ気が散ってしまう

（i）しばしば日々の活動（例：用事を足すこと、お使いをすること、青年期後期および成人では、電話を折り返しかけること、お金の支払い、会合の約束を守ること）で忘れっぽい

ADHDの診断基準として現在用いられている主な基準は、アメリカ精神医学会により2022年に改訂された「DSM-5-TR」です。Aの不注意の9項目、多動性-衝動性の9項目中、17歳以上の場合は、5つ以上の症状があてはまることかつBCDEのいずれもあてはまることが診断基準となります。

B 不注意または多動-衝動性の症状のうちいくつも12歳になる前から存在していた

C 不注意または多動-衝動性の症状のうちいくつかが2つ以上の状況(例:家庭、学校、職場;友人や親戚といるとき;その他の活動中)において存在する

D これらの症状が、社会的、学業的、または職業的機能を損なわせている、またはその質を低下させているという明確な証拠がある

E その症状は、統合失調症、または他の精神症の経過中にのみ起こるものではなく、他の精神疾患(例:気分症、不安症、解離症、パーソナリティ症、物質中毒または離脱)ではうまく説明されない

2.多動-衝動性

(a)しばしば手足をそわそわ動かしたりとんとん叩いたりする、またはいすの上でもじもじする

(b)席についていることが求められる場面でしばしば席を離れる(例:教室、職場、他の作業場所で、またはそこにとどまることを要求される他の場面で、自分の場所を離れる)

(c)不適切な状況でしばしば走り回ったり高い所へ登ったりする(注:青年または成人では、落ち着かない感じのみに限られるかもしれない)

(d)静かに遊んだり余暇活動につくことがしばしばできない

(e)しばしば"じっとしていない"、またはまるで"エンジンで動かされているように"行動する(例:レストランや会議に長時間とどまることができないかまたは不快に感じる;他の人たちには、落ち着きがないとか、一緒にいることが困難と感じられるかもしれない)

(f)しばしばしゃべりすぎる

(g)しばしば質問が終わる前に出し抜いて答え始めてしまう(例:他の人達の言葉の続きを言ってしまう;会話で自分の番を待つことができない)

(h)しばしば自分の順番を待つことが困難である(例:列に並んでいるとき)

(i)しばしば他人を妨害し、邪魔する(例:会話、ゲーム、または活動に干渉する;相手に聞かずにまたは許可を得ずに他人の物を使い始めるかもしれない;青年または成人では、他人のしていることに口出ししたり、横取りすることがあるかもしれない)

出典:DSM-5-TR 精神疾患の診断・統計マニュアル(医学書院)を元に一部加筆

ASDの診断基準

Autism Spectrum Disorder
自閉スペクトラム症

A

複数の状況で社会的コミュニケーションおよび対人的相互反応における持続的な欠陥があり、現時点までは病歴により以下のすべてにより明らかになる。

（1）相互の対人的 - 情緒的関係の欠落で、例えば、対人的に異常な近づき方や通常の会話のやりとりのできないことといったものから、興味、情動、または感情を共有することの少なさ、社会的相互反応を開始したり応じたりすることができないことに及ぶ

（2）対人的相互反応で非言語的コミュニケーション行動を用いることの欠陥、例えば、統合のわるい言語的と非言語的コミュニケーションから、視線を合わせることと身振りの異常、または身振りの理解やその使用の欠陥、顔の表情や非言語的コミュニケーションの完全な欠陥に及ぶ

（3）人間関係を発展させ、維持し、それを理解することの欠陥で、例えば、さまざまな社会的状況に合った行動に調整することの困難さから、想像遊びを他者と一緒にしたり友人を作ることの困難さ、または仲間に対する興味の欠如に及ぶ

B

行動、興味、または活動の限定された反復的な様式で、現在または病歴によって、以下の少なくとも2つにより明らかになる。

（1）常同的または反復的な身体の運動、物の使用、または会話（例：おもちゃを一列に並べたり物を叩いたりするなどの単調な常同運動、反響言語、独特な言い回し）

（2）同一性への固執、習慣への頑ななこだわり、または言語的、非言語的な儀式的行動様式（例：小さな変化に対する極度の苦痛、移行することの困難さ、柔軟性に欠ける思考様式、儀式のようなあいさつの習慣、毎日同じ道順をたどったり、同じ食物を食べたりすることへの要求）

（3）強度または対象において異常なほど、きわめて限定され執着する興味（例：一般的ではない対象への強い愛着または没頭、過度に限局したまたは固執した興味）

（4）感覚刺激に対する過敏さまたは鈍感さ、または環境の感覚的側面に対する並外れた興味（例：痛みや体温に無関心のように見える、特定の音または触感に逆の反応をする。対象を過度に嗅いだり触れたりする、光または動きを見ることに熱中する）

ASDもADHDと同様にアメリカ精神医学会の診断基準「DSM-5-TR」が広く使われています。「広汎性発達障害」に分類されていたアスペルガー症候群は、「自閉スペクトラム症」に統合されています。Aおよび、Bの2つ以上の症状があてはまり、かつ、CDEのいずれにもあてはまることが、診断基準となります。

C

症状は発達早期に存在していなければならない（しかし社会的要求が能力の限界を超えるまでは症状は完全に明らかにならないかもしれないし、その後の生活で学んだ対応の仕方によって隠されている場合もある）

D

その症状は、社会的、職業的、または他の重要な領域における現在の機能に臨床的に意味のある障害を引き起こしている

E

これらの障害は、知的発達症（知的能力障害）または全般的発達遅延ではうまく説明されない。知的発達症と自閉スペクトラム症はしばしば同時に起こり、自閉スペクトラム症と知的発達症の併存の診断を下すためには、社会的コミュニケーションが全般的な発達の水準から期待されるものより下回っていなければならない

出典:DSM-5-TR 精神疾患の診断・統計マニュアル（医学書院）を元に一部加筆

＼前を向こう！／

発達障害の特性は必ずしも短所ではない

　どんな集団の中にあっても、少数派は肩身の狭い思いをしがちです。「ふつう」が多数派の世の中で、発達障害（かもしれない）のあなたは少数派。でも、少数派が多数派にくらべて劣っているわけではありません。そそっかしく、頭の中にいつもいろいろな考えが飛び交っているあなた。空気を読んでそつのない会話ができないあなた。関心のあること以外にはいろいろとモタモタするあなた。そういうように「人と違う」のは、悪いことでしょうか？　日本は同調圧力が強いので、人と違うことを責められたり、罪悪感を抱いたりしがちです。でも、それは自分の特性、自分らしい個性だと考えてみてください。それは、多数派の人にはできないことを成し遂げられる、秘めた能力である場合もあります。

　起業家のイーロン・マスク（ＡＳＤ）、俳優のトム・クルーズ（ＬＤ）など発達障害を公表している著名人がたくさんいます。うまくできないことと折り合いをつけて、信じる道を進んできた人。そんな存在を心の励みにするのはいいと思います。しかし、気がかりな風潮もあります。それは、「発達障害だから、すごい才能がある」そんな過度な期待を抱く人がいることです。天才的な才能をもつ人は、当然のことながら、定型発達の人の中にも発達障害の人の中にもいます。生きづらさを減らすためにできる努力をし、あなたらしく、前を向いて堂々と歩いてほしいと思います。

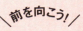

とらえ方で変わる！

ポジティブの魔法をかけよう

不注意でミスが多い

▼

短所 忘れっぽい。注意が長続きしない

長所 直感力にすぐれ、自由な選択ができる

じっとしているのが苦手

▼

短所 周りをいら立たせる。ときに人のじゃまになる

長所 エネルギッシュで反応がすばやい

ルールやきまりにこだわる

▼

短所 融通がきかない。おもしろみがない

長所 まじめできちんとしている

思ったことをそのまま口に出す

▼

短所 空気が読めない。立場をわきまえない

長所 正直でうそをつかない

周囲の様子にむとんちゃく

▼

短所 非常識な変わり者。自分勝手

長所 常識にとらわれないユニークな発想ができる

PROFILE

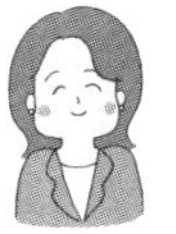

著者　司馬理英子（しば・りえこ）

司馬クリニック院長。医学博士。岡山大学医学部卒。1983年渡米。アメリカで4人の子どもを育てるなか、ADHDについての研鑽を深める。1997年に帰国し、東京都武蔵野市に発達障害の専門クリニックである司馬クリニックを開院。以来、子どもから大人までの治療を行っている。著書は10万部を超えるベストセラーとなった『のび太・ジャイアン症候群』『大人の発達障害　ASD・ADHDシーン別解決ブック』『シーン別アスペルガー会話メソッド』『こころのクスリBOOKS よくわかる 女性のアスペルガー症候群』（以上主婦の友社）、『わたし、ADHDガール。恋と仕事で困ってます。』（東洋館出版社）、『どうして、他人とうまくやれないの?: アスペルガー・タイプの人間関係・仕事・生活術』『仕事&生活の「困った!」がなくなる マンガでわかる 私って、ADHD脳!?』（ともに大和出版）、『「大人のADHD」のための段取り力』（講談社）　他多数。

●司馬クリニック　〒180-0022　東京都武蔵野市境2-2-3　渡辺ビル5F

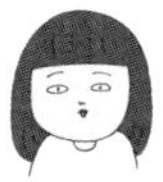

マンガ　都会（とかい）

web漫画家。BlogやX（旧Twitter）にてエッセイマンガを発信。総フォロワー数は8万人以上。著書に『ボッチだった6ヶ月間（とその後）』（KADOKAWA）、『会社がツライ なりたい自分を見つけるまで』（マガジンハウス）』。

STAFF

装丁・デザイン……佐藤 学（Stellablue）
編集 ………………岩瀬浩子
まとめ ……………中根佳律子
校正 ………………田杭雅子
DTP制作…………辰巳陽子　蛭田典子（C-パブリッシングサービス）
編集担当…………山口香織（主婦の友社）

もしかして発達障害《はったつしょうがい》？
「うまくいかない」がラクになる

令和6年10月31日　第1刷発行

著　者／司馬理英子《しばりえこ》
発行者／大宮敏靖
発行所／株式会社主婦の友社
〒141-0021　東京都品川区上大崎3-1-1 目黒セントラルスクエア
電話　03-5280-7537（内容・不良品等のお問い合わせ）
049-259-1236（販売）

印刷所／中央精版印刷株式会社

Printed in Japan　ISBN978-4-07-460351-0

■本のご注文は、お近くの書店または主婦の友社コールセンター（電話0120-916-892）まで。
＊お問い合わせ受付時間　月～金（祝日を除く）　10:00～16:00
＊個人のお客さまからのよくある質問のご案内　https://shufunotomo.co.jp/faq/